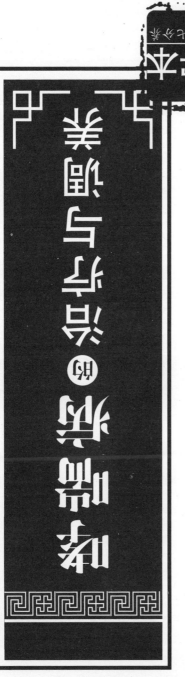

大学堂

三分钟 大讲堂

上海科学技术文献出版社
Shanghai Scientific and Technological Literature Press

包装与装卸（图）搬运

物流包装与装卸搬运

图书在版编目（CIP）数据

喉癌的防治与调养 / 李乐桢编著. —上海：上海
科学技术文献出版社，2018
ISBN 978 - 7 - 5439 - 7649 - 8
Ⅰ.①喉… Ⅱ.①李… Ⅲ.①喉癌－防治
Ⅳ.①R562.2
中国版本图书馆 CIP 数据核字(2018)第 125747 号

责任编辑：张　树
单作编辑：方 瓷缸

喉癌的防治与调养

李乐桢 编著

----

*

上海科学技术文献出版社出版发行
（上海市长乐路746号　邮政编码 200040）
全国新华书店经销
四川省南方印务有限责任公司印刷
*
开本 700×1000　1/16　印张 16.75　字数 335 000
2018 年 7 月第 1 版　　2018 年 7 月第 1 次印刷
ISBN 978 - 7 - 5439 - 7649 - 8
定价：45.00 元
http://www.sstlp.com

目　录

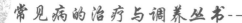
哮喘病的治疗与调养

哮喘病的治疗与调养

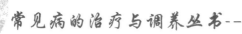
哮喘病的治疗与调养

哮喘病的医疗　49

哮喘病的治疗与调养

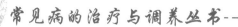

哮喘病的治疗与调养

哮喘病的治疗与调养

哮喘病患者的保养与保健　89

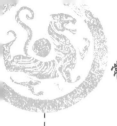

哮喘病的治疗与调养

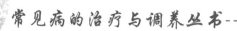

哮喘患者的饮食调养　161

认识哮喘病

呼吸系统是执行机体和外界气体交换器官的总称。呼吸系统的"任务"主要是与外界进行气体交换，呼出二氧化碳，吸进新鲜氧气，完成气体的吐故纳新。

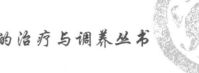

了解呼吸系统

呼吸系统在人体内承担着什么任务

呼吸系统是执行机体和外界气体交换器官的总称。呼吸系统的"任务"主要是与外界进行气体交换,呼出二氧化碳,吸进新鲜氧气,完成气体的吐故纳新。

人的呼吸系统由哪两大部分组成

呼吸系统由呼吸道和肺两大部分组成。

呼吸系统是怎样工作的

人体只有通过呼吸系统吸入新鲜空气,获得充足的氧气,才能保证体内各器官正常的运作,从而健康地工作、学习和生活。呼吸系统包括气道和肺两大部分。气道主管通气功能,它的下属有鼻、咽、喉、气管和各级支气管。在大脑中枢神经的指挥下,胸部及气道周围肌肉产生运动,使肺和气道有规律地张开和收缩,从而形成呼吸运动。

哮喘病的治疗与调养

什么是呼吸运动

随着胸廓的扩张和回缩，空气经呼吸道进出肺称之为呼吸运动。肺的舒缩完全靠胸廓的运动。当胸廓扩张时，可将肺向外方牵引，于是空气入肺，这个过程称之为吸气运动；当胸廓回缩时，肺内空气会随之被排出体外，这个过程称之为为呼气运动。一吸一呼的全过程，则称为呼吸运动。

什么是呼吸道

呼吸系统中的鼻、咽、喉、气管、支气管，是气体进出肺的通道，叫做呼吸道。呼吸道都由骨或软骨作支架。

组成呼吸道的器官分别承担着什么任务

呼吸道是由鼻、咽、喉、气管和支气管组成。鼻为气体出入的门户，除嗅觉功能外，还具有过滤空气中的尘埃、提高吸入空气的温度及湿度的功能；咽部是呼吸系统和消化系统的共同通路，由于咽部黏膜下的淋巴组织非常丰富，可防止病原微生物向下呼吸道侵入，具有重要的防御功能；喉是一个发音器官，吞咽时会厌将喉口关闭，防止食物及唾

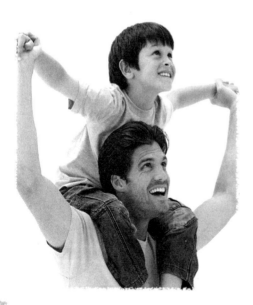

液进入喉腔及呼吸道；气管和支气管是由半软骨环、韧带和肌肉等组成，是气体进出肺脏的管状通道，具有清除异物，调节空气温度、湿度及防御功能。

呼吸器官的共同特点是什么

呼吸器官的共同特点是壁薄，面积大，湿润，有丰富的毛细血管分布。

肺是怎样一个器官

肺是人体内最主要的呼吸器官，它位于胸腔内，左右各一个，是进行气体交换的场所。

肺的构造是怎样的

肺主要由反复分支的支气管及其最小分支末端膨大形成的肺泡共同构成，肺泡是人体与外界不断进行气体交换的主要部位，数目很多，外面缠绕着丰富的毛细血管和弹性纤维。肺泡壁和毛细血管壁都很薄，各由一层上皮细胞组成。这些都有利于进行气体交换。

肺的"工作原理"是什么

气体进入肺泡内，在此与肺泡周围的毛细血管内的血液进行气体交换。人体吸入空气中的氧气后，透过肺泡进入毛细血管,通过血液循环,输送到全身各个器官组织,供给各器官氧化过程所需;各器官组织产生的代谢产物,如二氧化碳再经过血液循环运送到肺,然后经呼吸道呼出体外。经过肺泡内的气体交换后,血液就由含氧气少而含二氧化碳多的静脉血,变成了含氧气多而含二氧化碳少的动脉血。

什么是肺活量

正常成年人在安静状态下呼吸时,每次吸入或呼出的气量称为潮气,平均为 400~500 毫升。每分钟出入肺的气体总量称为每分通气量,它等于潮气量和呼吸频率的乘积。正常成年人在安静状态下的呼吸频率为 16~18 次/分,所以每分通气量为 6000~8000 毫升。适应体力活动需要而加强呼吸时,每分通气量可达 70 升。正常人在平和呼气之后,如再做最大呼气称为补呼气,为 1000~1500 毫升。在平和吸气之后,如再做最大吸气,称为补吸气,为 1000~1800 毫升。潮气、补呼气、补吸气三者之和称为肺活量,男性约为 3500 毫升,女性约为 2500 毫升。它是一次肺通气的最大范围,可以反映肺通气功能的储备力量及适应能力。肺活量的大小与人体的身高、胸围、年龄、健康情况有关。

支气管是由哪些组织构成

(1)黏膜。黏膜表面由柱状上皮细胞和杯状细胞等覆盖。柱状上皮细胞是构成气管、支气管上皮的主要细胞,其上的纤毛具有清除异物的重要功能;杯状细胞是上皮层的分泌细

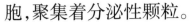

胞,聚集着分泌性颗粒。

（2）黏膜下层。黏膜下层由疏松结缔组织组成。在黏膜下层有黏液腺、黏液浆液混合腺；腺体分布随着支气管的逐级分支越来越少。

（3）外膜。由透明软骨和纤维组织构成，在背面的缺口处由平滑肌束和结缔组织连接构成膜壁。膜壁间的平滑肌束大多是横行排列，平滑肌收缩时可使气道管径变小。外膜内还有血管、淋巴管、神经纤维和脂肪组织等。

气管与支气管的功能是什么

气管和支气管最重要的功能就是运送气体，是呼吸的一个重要组成部分。除此之外，还有其他的三种功能：

（1）由于气管、支气管的管壁上有腺体分布，能分泌黏液滋润气管、支气管黏膜，加湿气体。

（2）气管自身清理功能，气管和支气管纤毛运动呈波浪式，方向朝外，这种运动能将灰尘和异物向上推送至咽喉，使之便于咳出。

（3）产生咳嗽反射，咳嗽反射属于防御性呼吸反射。

支气管进入肺内是怎样一种情况

支气管进入左右两肺后，逐级分支，而且越分越细，形成树状。

什么是上呼吸道和下呼吸道

上呼吸道：呼吸道开始的一段，即自外鼻孔至环状软骨下缘，包括鼻腔、咽腔、喉头等。大家熟悉的上呼吸道感染（简称上感），就是指这部分呼吸道发生了感染。上呼吸道的主要作用是调节吸入气体和作为气体的通道。调节的主要作用为过滤、湿化、对吸入空气加温。吸入的空气温度可以调节到37℃左右，并达到95％的相对湿度，符合人体生理要求。上呼吸道的吞咽反射有保护作用，使口腔分泌物或食物不致误吸到呼吸道。上呼吸道还有嗅觉和发音的功能。

下呼吸道：声门以下，包括气管和支气管。它以骨和软骨环作支架，内覆黏膜，外盖结缔组织及平滑肌纤维。下呼吸道不仅是空气通过的管道和气体交换的场所，而且具有防御、清除异物、调节空气温度和湿度的作用。气管炎、支气管炎就是最常见的下呼吸道疾病。

了解哮喘病

什么是哮喘病

哮喘病的全称是支气管哮喘，是一种变态反应性疾病。它是由嗜酸性粒细胞、肥大细胞和淋巴细胞等多种细胞参与的慢性气道非特异性炎症疾病，以气流受阻和气道高反应性为特征。

医学上把哮喘分为哪几期

为了评价患者病情状况，把握治疗时机，医生根据临床症状把哮喘分为以下 3 期：

（1）急性发作期。患者急性发作的频率受多种因素的影响，缓解的办法也各不相同：轻症患者特别是有较明确的过敏原、职业史或促发因素者，只要能脱离或消除过敏原及相关因素，症状多可自行缓解；重症患者大多需要经过适当治疗方能缓解。

（2）缓解期。缓解期指哮喘症状、体征消失，肺功能恢复到急性发作前的水平，并维持 4 周以上。

（3）慢性持续期。慢性持续期是指在相当长的时间内，每周均会不同频率或不同程度地出现哮喘的一些症状，但无明显的急性发作。

慢性哮喘持续期分哪几级

处于慢性持续期的哮喘患者，根据其症状出现的频率、程度及对其肺部功能测定的结果，医生将其分为以下 4 级：

（1）间歇状态。症状间歇出现，短期发作，平均每周不到 1 次，持续时间数小时至数日；夜间哮喘症状的出现频率每月两次以下，发作间期无症状，肺功能正常；呼气峰流速值或第 1 秒用力呼气量大于 80% 预计值，呼气峰流速值日内变异率小于 20%。

（2）轻度持续。症状平均每周至少出现 1 次，但小于每日 1 次，夜间出现哮喘症状每月两次以上，发作时会影响正常活动和睡眠；呼气峰流速值或第 1 秒用力呼气量大于 80% 预计值，呼气峰流速值日内变异率为 20%～30%。

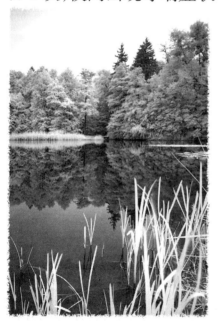

（3）中度持续。每日均有症状，发作时影响正常活动和睡眠，夜间出现哮喘症状每周至少 1 次；呼气峰流速值或第 1 秒用力呼气量处于 60%～80% 预计值间，呼气峰流速值日内变异率大于 80%。

（4）重度持续。夜间哮喘症状频繁发作，严重影响睡眠，体力活动受限；呼气峰流速值或第 1 秒用力呼气量大于 60％ 预计值，呼气峰流速值日内变异率大于 30％。

成人哮喘有哪些类型

成人哮喘有以下类型：

（1）感染性哮喘。这种哮喘主要是由呼吸系统感染而引起，在发作前一般会出现呼吸系统感染的症状，如感冒、发热等症状。感染性哮喘的发病特点是反复发作，主要发生于易患感冒的季节，表现为喘息、黄色痰和低热等。因一般是由病菌感染引起，抗菌药物可以缓解症状。

（2）吸入性哮喘。这种哮喘主要是患者吸入了外界环境中的过敏源引起，好发于过敏源比较多的春秋季节。患者属于过敏体质，一般有过敏性疾病家族史，患者本人也有其他的过敏性疾病，如过敏性鼻炎等。患者发病常表现为呼吸道及五官的过敏症状。如鼻痒、打喷嚏、流清涕、眼痒和咳嗽等症状。外界常见的过敏原有花粉、柳絮、杨絮、粉尘、螨类等。

（3）职业性哮喘。是在某些工作中吸入了引起哮喘发作的物质，这些物质常见的有棉花细尘（见于纺织厂前纺工段）、山药粉、蘑菇孢子（蘑菇种植场）、蚕蛾的粉尘（养

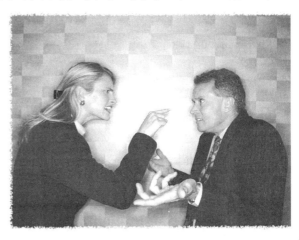

哮喘病的治疗与调养

蚕室）、某些洗涤剂及某些工厂的刺激性气体、药品等。患者都有过敏体质，患者处于过敏环境中则会引起哮喘发作，如果症状严重，患者最好调换工作岗位。

（4）混合型哮喘。患者起初可能只是吸入性哮喘，但随着患者哮喘的反复发作，呼吸系统变得比较脆弱，继而易受病菌的感染。而各种的呼吸系统疾病又促进了感染性哮喘的发作。这种哮喘兼有感染性哮喘和吸入性哮喘的双重特点，多反复发作和有一定的季节性。

（5）食源性哮喘。患者具有过敏体质，食用了易引起过敏的食物所致，如牛奶、蛋类、海产品、豆类、某些水果、辣椒以及调味品，又如胡椒、八角、茴香等，预防这种哮喘平时应注意自己哪些食物过敏，尽量少吃或者不吃。

（6）运动性哮喘。此类患者大多为儿童或青少年。常具有较强的遗传过敏体质。平日可无哮喘发作史，但每当剧烈运动如奔跑后，可在 10 分钟左右有哮喘发作。

儿童哮喘分哪些类型

分为婴幼儿哮喘（3 岁以内）、儿童哮喘和咳嗽变异型哮喘（过敏性咳嗽）3 种类型。

特殊型哮喘有哪些

（1）月经性哮喘。部分女性发生的与月经周期有关的哮喘称为"月经性哮喘"。月经性哮喘的发病率约占女性哮喘总数的 10%，分为月经前哮喘和月经期哮喘。约 30% 的女性哮喘患者在月经前或月经期间哮喘症状加重,月经过后症状会自行缓解。

(2)妊娠性哮喘。妊娠性哮喘是哮喘病的一种特殊类型。它是指无哮喘病史的女性在妊娠期发生的哮喘。

(3)胃食管反流性哮喘。是指由于胃内容物受外力压迫,形成胃食管反流状态,使支气管发生痉挛,引起的哮喘发作,又称胃性哮喘。

(4)心因性哮喘。心因性哮喘又称功能性哮喘或癔病性哮喘,是指由精神因素或心理因素如愤怒、恐惧、抑郁、焦虑等引发的哮喘。

(5)脆性哮喘。脆性哮喘是一种罕见的、发病凶险的特殊哮喘类型。此类型患者表现特征为:发作突然,病情危重,每日的呼气峰流速值大幅度波动且无规律,病情反复发作,难以控制。

中医学是如何对哮喘进行分类的

中医学将哮喘分为喘证和哮证两大类,前者包括心脏、肺等多种疾病引起的喘息症状,后者是指支气管哮喘。"哮证"又可分为实喘和虚喘两类。实喘是指哮喘急性发作期,主要是因感染风寒或燥热犯肺,痰湿停聚,气逆痰升所致。实喘又分为寒喘和热喘两种。寒喘为哮喘的主要类型,绝大多数单纯性哮喘发作均属寒喘范畴。热喘与现代医学的哮喘合并上呼吸道感染急性发作相似。虚喘与现代医学的哮喘缓解期相似。虚喘又分为肺虚型、脾虚型和肾虚型3类。肺虚型与伴有过敏性鼻炎的过敏性哮喘相似;脾虚型与食物过敏性哮喘相似；肾虚型与肺结核所致哮喘相似。具体又分为以下类型：

（1）重寒证。其主要特征是喘咳，恶寒，无汗，肩凝，多嚏，或头痛鼻塞，痰白稀薄，舌白肢冷，脉浮而紧，口不渴而腻，或渴喜热饮。

（2）寒包火证。其症见畏风恶热，喘咳，痰黏稠、色黄，脉弦滑数，苔黄舌边光红，口燥。

（3）肺实证。喘咳，咽喉紧窒，咯痰不利，胸胁胀痛，舌苔黄腻，脉弦滑或沉数。

（4）瘀塞证。胸脘痞闷，怯寒神疲，气短喘促，吐痰不利，舌白苔浊腻，脉迟涩。

哪些属重症哮喘

重症哮喘包括重度哮喘和危重度哮喘。前者是指患者在休息时也存在呼吸困难，不能平卧，说话受限等症状；常伴有烦躁、焦虑、发绀、大汗淋漓；呼吸频率常大于 30 次 / 分，辅助呼吸肌参与呼吸运动；可听见响亮的哮鸣音；脉搏大于 110 次 / 分；在用 β 受体激动剂后最大峰流速值小于预计值的 50％ 或患者平时最高值；最大峰流速日内异率大于 30％。后者除重症哮喘表现外，患者常不能讲话、嗜睡或意识模糊；呼吸浅快；胸膜矛盾运动；三凹体征；呼吸音减弱或消失；心动徐缓；动脉需气分析表现为严重低氧血症和呼吸性酸中毒。

什么是咳嗽性哮喘

咳嗽性哮喘又称变应性咳嗽，在临床上没有明显的气促、喘息等症状，仅以咳嗽为主要或唯一的表现。咳嗽多出现在夜间或凌晨，发作具有一定的季节性。引起哮喘的各种诱发因素也可导致咳嗽的发作。此病儿童较多见，成人以50岁以上女性多见，这些患者多有家族过敏史或患有其他过敏性疾病。明确诊断须进行气道激发试验或进行诊断性治疗，治疗方法和其他类型的哮喘一样，以支气管扩张剂和抗炎药物为主。30％～50％的咳嗽性哮喘患者会发展成为典型的哮喘。

什么是激素抵抗性哮喘

糖皮质激素是治疗哮喘最有效的抗炎药物，但有部分患者在使用了足量的激素后仍不能完全控制哮喘，这种情况被称为激素抵抗性哮喘。其具体判断方法为：排除存在诱发或加重患者哮喘的因素，在应用泼尼龙治疗1周后，肺功能测定显示第1秒用力肺活量的改善不超过15％的哮喘即为激素抵抗性哮喘。

什么是激素敏感性及依赖性哮喘

大部分哮喘患者经激素治疗后哮喘病情会得到明显缓解，其中有些患者使用泼尼龙治疗1周后，肺功能测定显示第1秒用力肺活量的改善超过30％，这种情况称为激素敏感性哮喘，在稳定期可停用激素治疗；还有部分患者对激素治疗的反应良好，但不能完全停用，这类情况则称为激素依赖性哮喘。对于后者，应将口服或静脉注射的激素改为吸入治疗以减少长期应用激素给患者带来的不良反应。

哮喘病多在什么时间发作

哮喘多在夜间和清晨发作、加剧，常常出现广泛的可逆性气流受限，多数患者可自行缓解或经治疗缓解，但严重时会引发呼吸衰竭甚至死亡。

哮喘病与哪些因素有关

哮喘发病的发生与以下各种因素有关，即：遗传、气道高反应性、环境因素、触发因素、神经因素、气道炎症、食物因素、气候与运动因素等。

哮喘病和遗传因素有什么关系

哮喘是一种有明显的家族聚集倾向的多基因遗传疾病。据调查，父母一方患有哮喘，孩子患哮喘的概率比非哮喘家庭的孩子高，如果双亲都有哮喘则孩子患哮喘的概率更大。

哮喘和气道高反应性有什么关系

气道反应性是指气道对各种化学、物理或药物刺激的收缩反应。气道高反应性是指气道对正常不引起，或仅引起轻度应答反应的非抗原性刺激物出现过度的气道收缩反应。气道高反应性虽常受遗传因素影响，但外因作用的影响更大。

气道炎症是导致气道高反应性最重要的机制之一。虽然气道高反应性是哮喘的重要特征之一，但并非出现气道高反应性者都患有哮喘病，长期吸烟、接触臭氧、患病毒性上呼吸道感染、慢性阻塞性肺疾病、过敏性鼻炎、支气管扩张等疾病的人群也可能出现气道高反应性。

哮喘与环境因素有什么关系

暴露于室内的污染物，如香烟烟雾、尘螨、装饰材料散发的刺激性气体等会加剧哮喘。被动吸烟可导致婴幼儿患上气道炎症，易诱发哮喘。此外，拥挤的住房、潮湿的居室、杂乱的生活环境，都会对哮喘患者产生不利的影响。室外环境因素主要与天气变化和环境污染有关。

哮喘与触发因素有什么关系

医学上把能够引起支气管哮喘发作的各种因素称为触发因素。主要包括以下方面：吸入引起哮喘的过敏原，如尘螨、屋尘、真菌、花粉、羽毛、蚕丝、鸽子粪、蟑螂粪等。有哮喘患者的家庭要尽可能消除含有这些过敏原的物品，如去除地毯，不养宠物，不放置长毛绒装饰品，远离鲜花等。

哮喘与神经因素有什么关系

影响气道口径的支配神经有 3 类，每类神经中均包含可使气道平滑肌收缩或舒张的受体。哮喘患者会因气道中调节气道口径的神经受体的平衡失调而发生哮喘。

哮喘与气道炎症有什么关系

不同类型的哮喘均存在相同的病理基础，即以淋巴细胞、嗜酸性粒细胞和肥大细胞浸润为主的慢性气道炎症，同时伴有巨噬细胞数增多及激活、急性加重期中性粒细胞浸润等症状，这表明不论外源性或内源性哮喘均有慢性获得性细胞介入免疫功能参与发病。

哮喘与食物因素有什么关系

有些食物可诱发哮喘的发作，如牛奶、鸡蛋、鱼虾、香料等。对此类患者应进行食物脱敏治疗。

哮喘与气候、运动、药物有什么关系

当气温突然变冷或气压降低时，或剧烈运动后都可引起哮喘的发作。故当气候发生变化时，要避免过劳、淋雨、奔跑及精神情绪方面的刺激。药物因素，主要是阿司匹林、普萘洛尔（心得安）等。

为什么将哮喘列为过敏性疾病

哮喘是过敏原刺激诱发的支气管慢性炎症，是呼吸道对某些过敏物质的异常反应，所以说哮喘是过敏性疾病。由于过敏原的刺激，机体一方面迅速产生抗体与入侵病毒进行斗争；另一方面又使机体细胞释放一种叫组胺的化学物质。这种化学物质可能刺激机体而引起过敏症状，其表现为支气管痉挛、呼吸困难，并伴有鼻痒、鼻塞、流涕、打喷嚏等黏膜过敏性症状，严重的会诱发哮喘。

为什么哮喘病应受到重视

近年来哮喘已成为一种全球性高发病。据调查，全球约有 3 亿人患有哮喘病，且发病率呈逐年上升的趋势，每年死于哮喘病的人达 18 万之多。我国哮喘病的发病率为 0.5%～2.0%，约有 2500 多万人患有此病。哮喘主要发生在年轻人中，发生时期大多为婴幼儿阶段与 12 岁以下少年儿童时。

此外，哮喘的诱发因素广泛，发作迅速，且难以治愈，对患者及其家人的正常生活影响极大；同时哮喘还可引起多种疾病，在相互影响下使病情进一步加重，甚至导致死亡。因此，这种疾病越来越应引起人们的重视。

各类哮喘病的症状

哮喘病发作时会出现哪些症状

哮喘发作时有以下三大症状：

（1）喘息。表现为发作性喘息，伴有哮鸣音，吸气短促，呼气较长。发作期长短不定。喘息可自然缓解，或服用平喘药后缓解。多数患者通常在半夜或黎明时突然发作，尤其是清晨4～5时，气流阻塞最为严重，患者感到呼吸困难，对刺激因素更加敏感。

（2）胸闷。哮喘发作时患者胸部有紧迫感，呼吸费力，感觉吸入的空气不够用，严重时甚至有窒息的感觉。这是因为气道阻塞，呼气较长而吸气较短，氧气供应不足的缘故。

（3）咳嗽。咳嗽多为发作前的先兆症状，为刺激性干咳，发作时咳嗽反而有所减轻，以喘息及胸闷为主。当发作趋于缓和时咳嗽次数增多，咳痰较多。若无感染，痰液常为无色或白色半透明黏痰，有时呈米饭粒状或黏液柱状。部分患者在发作同时即有咳嗽，且咳痰量多，呈无色或白色半透明泡沫痰。咳嗽可与喘息、胸闷同时存在，但有的哮喘患者症状不典型，咳嗽是唯一的症状。

此外，哮喘发作时经常伴有其他症状，如鼻痒、喷嚏、流清鼻涕、眼痒和流泪等。有些患者还伴有咽部不适、头痛、呕吐等。若哮喘发作较重、时间较长，则可能出现呼吸肌过度疲劳和拉伤引起的胸痛。

哮喘病发作时会出现哪些体征

体征是指患者发病时身体表现出来的一些现象。哮喘患者在缓解期可无任何体征，但在发作期间则可出现以下 5 种体征：

（1）哮鸣音。哮鸣音是哮喘发作时从呼吸道发出的"口哨样"声音。哮鸣音是高速气流通过发生痉挛的、狭窄的气道遇阻所产生的异常声音。一般发作时不用听诊器亦可听到；轻度发作时，哮鸣音仅在呼气时出现；严重时呼气和吸气时均有哮鸣音，但呼气性哮鸣音的音调总比吸气性哮鸣音响亮。哮鸣音音调越高、音质越细，往往反映局部支气管痉挛阻塞明显；但当哮喘发作很严重，支气管极度狭窄、呼吸肌疲劳时，哮鸣音反而减弱甚至消失。哮鸣音是哮喘发作的典型体征，对判断有无气道狭窄和鉴别其他疾病引起的哮喘样症状有重要价值。

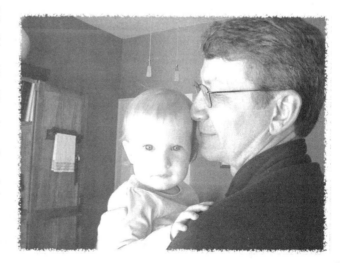

（2）肺气肿。

即出现肺过度充气体征。当哮喘发作严重时，可出现明显的肺过度充气体征，即肺泡胀大，发生肺气肿。哮喘发作肺过度充气时，患者胸腔前后径扩大，肋间隙增宽，但发作缓解后肺过度充气体征随之改善或消失。

（3）三凹征。哮喘发作时，胸部为助呼吸肌加强工作，肋间肌和胸锁乳突肌收缩加强，使锁骨上窝、胸骨上窝和肋骨间隙在呼吸时同时内陷，出现三个凹陷，称为"三凹征"。严重发作时，患者会动用几乎全部能帮助呼吸的肌肉来增加通气，改善缺氧状态。

（4）重症哮喘体征。哮喘发作加重，患者为了减轻喘息症状，往往被迫坐起，呼吸困难，大汗淋漓，口唇发紫，心率增快，颈静脉怒张，三凹体征等。随着气流受阻加重，患者呼吸极度困难，说话只能吐单字，不能连成句，四肢湿冷，心动过缓，意识模糊甚至昏迷。

（5）精神和意识体征。哮喘发作时，患者可能出现精神紧张、焦虑、烦躁，严重时会因呼吸困难或窒息感而感到恐惧。患者通常神志清醒，但当发作危重时，可能出现意识障碍、嗜睡、意识模糊乃至昏迷。

哮喘病与喘息性支气管炎有什么区别

1. 成人喘息性支气管炎的特征

（1）患者除有喘息症状外，还有长期的咳嗽、咳痰症状，不少患者有吸烟史；而哮喘病发作时一般无咳嗽、咳痰症状。

（2）发病季节不同。喘息性支气管炎常于冬季或上呼吸道感染时病情加重；而哮喘病多在夏秋之交或秋冬之交发作,入冬后反而发作减少。

（3）喘息性支气管炎属较恒定的器质性病变,为不可逆性,常伴有小叶中心型肺气肿,使用支气管扩张剂后1秒钟呼气容积改善情况不佳;而哮喘病患者使用支气管扩张剂后1秒呼气容积能得到大幅改善。

2. 儿童喘息性支气管炎的特征

（1）一些婴幼儿患伤风感冒、咳嗽就会出现喘息、呼吸困难,两肺有哮鸣音等症状,这很可能是由喘息性支气管炎引起的。

（2）患儿起病不久即出现类似哮喘的症状:喘息性呼吸困难,低热,刺激性过敏性咳嗽,哭闹时喘憋加重,并有反复发作的倾向。

（3）该病患儿多为体质虚胖儿童,或为过敏体质,可能有婴儿湿疹、过敏性鼻炎,或者父母有过敏史。

（4）婴幼儿喘息性支气管炎与成年患者不同。随着婴幼儿呼吸系统的发育,免疫功能的成熟和抵抗力增强,发作次数可能减少,一般可治愈。

非典型哮喘有什么不同表现

部分患者症状、体征不典型,可能会影响及时正确的诊断和治疗。较为常见的特殊表现有以下几种:

（1）接触过敏原或闻到某些刺激性气味后,只出现发作性胸闷、憋气的症状,而无明显的喘息。

（2）长期顽固性干咳。患者仅反复地出现阵发性干咳,并且抗感染、止咳治疗对患者无效,病症尤其易发于夜晚;如

果施以 β 受体激动剂、茶碱、皮质类固醇等药物,那么干咳症状可以很快得到缓解;对患者气道反应性进行测定时,显示有气道高反应性。符合以上特点的患者很可能患有咳嗽变异性哮喘。

(3)老年性哮喘。由于喘息时间长且反复发作,有的人发生继发性感染,哮喘发作期间除出现喘息外,还伴有咳嗽、咯痰的症状;还有一些长期吸烟或慢性支气管炎患者,喘息症状严重。这些症状都常被诊断为慢性支气管炎。

哮喘病急性发作时医生是怎样判定病情轻重的

医生根据哮喘患者每次急性发作轻重程度,将其分为以下4度:

(1)轻度。症状轻微,行走时气短,但能平卧,说话连贯,可听到较弱的哮鸣音。

(2)中度。憋闷急喘,呼吸困难,说话不能说完整句子,轻度烦躁,呼吸增快,可见三凹征,可听见两肺有响亮的哮鸣音。

(3)重度。明显呼吸困难,不能平卧,大汗淋漓,单字说话或不能说话,三凹征明显,可听见两肺有响亮的哮鸣音,或哮鸣音消失。

(4)危重度。出现意识障碍,严重者呼吸、心跳停止。

哮喘危重期是根据什么来确定的

重症哮喘的指征包括:随着气流阻塞的加重,患者喘息、胸闷等症状加重，并伴有说话不连贯，皮肤潮湿，呼吸和心率加速，脉搏减弱甚至消失等现象。呼吸频率 ≥ 25 次 / 分，心率 ≥ 110 次 / 分，脉压差 ≥ 25 毫米汞柱。患者发生垂危状态时可发生寂静肺或呼吸微弱、发绀、心动过缓、意识恍惚或昏迷等症状。

慢性哮喘有哪些症状

慢性哮喘为哮喘发作期的类型之一，经常发作，虽可用药控制，但缓解期甚短，一般是阵发性哮喘长期患病难以控制而导致的结果。长期发作的慢性哮喘大都并发肺气肿，因此虽不在急性发作期内，患者亦常感胸闷气急，甚至呼吸急促，半夜常惊醒，咳嗽气急并伴有哮鸣音。轻度哮喘胸闷气急，哮鸣音不明显，咳嗽不多，痰量较少，患者可正常工作；重度哮喘则因并发较重的肺气肿，或同时有支气管扩张，胸闷气急，痰不易咳出的症状，故患者难以正常工作。后类患者常易感染，可伴有低热，或因急性呼吸道感染而致高热，此时痰由白色转为黄脓状。重度哮喘患者体格羸弱，营养不良，常伴有缺氧症状。

持续状态的哮喘有哪些症状

哮喘持续状态为哮喘发作期的类型之一，是在阵发性或慢性哮喘的基础上，因感染或某些激发因素的刺激，使哮喘发作呈急性症状，一般持续发作数小时或缓解后不久再次发作，用一般解痉药物治疗无效的哮喘。症状严重者，呼吸缓

哮喘病的治疗与调养

慢，呼气深长，吸气较短，哮鸣音明显，伴有发绀、出汗、手脚寒冷、面色苍白、脱水心慌、脉细数。有时咳嗽，痰黏稠，色白或黄，不易咯出，偶有血丝。伴发感染时的体温可达 39℃。如支气管痉挛持续不止，或痰液阻塞细支气管而不易咳出，患者则可能由于呼吸极度困难而窒息，或因心力衰竭或体力衰弱而死亡；如在发作期间能将痰液咳出，则气急、哮鸣、发绀等症状可逐渐缓解。

阵发性哮喘有哪些症状

阵发性哮喘为哮喘发作期的类型之一。幼年患者及早期患者的哮喘常以阵发性哮喘为主，每年发作次数不多，但如果病情控制不好或患者体质不佳，则哮喘发作次数会逐年增多，缓解期减少，最终形成慢性哮喘。阵发性哮喘主要症状如下：

（1）呼吸困难。阵发性哮喘通常没有先兆，突然发作。发作时，胸闷、有窒息感、不能平卧，常迫使患者端坐呼吸。呼气长，吸气短，呼气可较吸气长 3 倍，伴有响亮而高的哮鸣音。如细支气管痉挛时间延长，肺泡内残余气体过多，则会影响循环及气体交换，从而造成缺氧；患者面色灰暗、口唇、指甲发绀，四肢厥冷，出汗，脉细数，头昏，精神紧张。尤其是患哮喘持续状态者，因恐惧再发造成的精神紧张使支气管痉挛更甚，如此恶性循环，使哮喘更为严重。

（2）咳嗽、咳痰。阵发性哮喘由过敏原引起者，即过敏性哮喘，发病初期咳嗽不多，痰量较少；病情进一步发展，咳嗽较多，痰量增加，痰色白，有泡沫，黏稠如胶，不易咳出，并含有水晶样的小颗粒；至发病终止前，痰液松动，或吐出黄痰后终止发作。由于感染引起的阵发性哮喘，痰呈黄绿色，若感染被控制，痰液由黄绿色转白色，由黏稠转稀薄，由多量逐渐减少，哮喘症状逐渐缓解。

（3）胸痛。哮喘发作较重，持续时间较久者可有胸痛，这与呼吸肌过度疲劳有关。当并发气胸时，可突然出现患侧的剧烈胸痛。

（4）其他症状。部分患者，尤其是发作较重的儿童及青年患者，哮喘发作时可能会呕吐，甚至大、小便失禁，这是由于自主神经功能紊乱所致。哮喘重度持续发作时，还可能伴有神经、精神症状，如头痛、头昏、焦虑、神志模糊、嗜睡、昏迷等。并发感染时可有发热。发作过后多有疲乏、无力之感。

儿童哮喘有哪些症状

儿童起病或急或缓，发病前往往出现 1～2 天的上呼吸道感染症状，包括鼻痒、打喷嚏、流清涕、揉眼睛、揉鼻子等，并可有明显的咳嗽、喘息。年龄较大的儿童起病往往较突然，常以一阵阵咳嗽为开始，继而出现喘息、呼吸困难等症状。

急性发作时，患儿烦躁不安，被迫端坐呼吸，耸肩喘息，呼气性困难更为显著；面色苍白，鼻翼扇动，口唇及指甲发绀；全身冒冷汗，辅助呼吸肌收缩；自诉胸闷、气短，甚至说话时字词不能连续。经过适当处理，如果咳嗽后能排出白色黏痰液，症状可稍微减轻。婴幼儿表现以腹式呼吸为主，常出现情绪不安、烦躁等；吸气时出现"三凹征"，年龄较大的儿童可见颈静脉怒张；听诊可有哮鸣音或干湿啰音，有时呼吸音可被其掩盖,如果气道梗阻严重,呼吸音可能明显减弱;心率加快,出现肺气肿时肝脾于肋下可触及,严重时可并发心力衰竭。

发作间歇期患者常自觉胸闷不适,肺部听诊呼吸音减弱,无哮鸣音,但多数患儿症状和体征全部消失。少数患儿只表现为呼吸道过敏的症状,如反复咳嗽、阵咳及刺激后的痉咳。

心因性哮喘有什么症状

心因性哮喘发作时,患者常表现为不停地过度换气,伴有恐惧、焦虑、躁动不安和悲观失望等情绪,同时还伴有多汗、头晕眼花、食欲减退、手颤胸闷、气短心悸等自主神经功能障碍的症状,但无哮鸣音、缺氧、发绀等症状。发病机制为精神因素影响大脑皮质,从而作用于丘脑,导致迷走神经功能亢进,使气道反应性增高,引发哮喘。

慢性阻塞性肺病有什么症状

(1)哮喘病形成慢性阻塞性肺病的发病年龄较早,多在40～50岁。哮喘患者多在儿童时起病,如治疗不当,反复发作,可能在慢性持续性气道炎症基础上并发慢性支气管炎,中年期则出现肺气肿的症状。而典型慢性支气管炎—肺气肿患者多与吸烟有关,此类人群成年后才开始接触有害刺激,多在60岁以后出现肺气肿症状。

(2)病情进展隐匿,易被漏诊。其症状常被哮喘本身症状所掩盖,因而早期不易作出诊断。哮喘患者应经常检测肺通气功能,如果发现患者哮喘症状已最大限度缓解,但肺功能仍然未恢复正常,则可能已并发肺气肿。

(3)症状一般常年存在,哮喘病的季节性发作不明显。临床上表现为在慢性咳、痰、喘的基础上,经常发生喘息加重,并伴有肺内弥漫性喘鸣音的现象。

(4)病情变化较大,易迅速恶化。这与哮喘发作前肺功能代偿潜力已经明显下降有关。

哮喘并发纵隔气肿有哪些症状

绝大多数此类患者都曾有过突然的胸痛史。胸痛可能呈放射性,多发生在胸腔内压力突然增加时,如咳嗽或危重度哮喘发作时。中、重度哮喘发作时本身就会出现明显的呼吸困难,如果并发气胸或纵隔气肿,呼吸困难会进一步加重,发绀更为明显,病情迅速恶化。出现纵隔气肿时可能伴有咽部不适、颈部发紧、吞咽困难,出现皮下气肿的体征如皮下握雪感或捻发音。部分患者心浊音界缩小,心前区可听到与心搏一致的特殊摩擦音,左侧更为明显。

哮喘并发气胸有哪些症状

哮喘并发气胸的临床症状除突然的胸痛和明显的呼吸困难外,还出现张力性气胸。气胸可一侧也可双侧出现,可单独出现也可与纵隔气肿合并出现。可能出现患侧胸廓更饱满,呼吸音消失,气管向对侧移位等症状。许多患者气胸量不大,但胸腔压力却明显升高,呼吸明显困难,原因是重度哮喘发作时,肺泡压力本身已经明显升高,肺泡有效通气量已经非常低,全肺代偿潜力低下,所以即使小量气胸也应处理。

气道黏液栓阻塞有哪些症状

(1)主要见于中、重度哮喘患者,尤其是危重哮喘患者。

(2)两岁以下的哮喘患儿气道中纤毛较少,容易形成黏液栓阻塞气道,从而形成肺不张。多呈局灶性肺不张,右侧多于左侧。患儿女孩多于男孩。

(3)重症哮喘易并发黏液痰栓阻塞外周气道,临床表现为发绀、气急症状加重,两肺哮鸣音逐渐降低甚至消失。

因为气道的黏液栓阻塞,在哮喘急性发作时出现,易被哮喘症状所掩盖,并且通常缺乏典型的X线征象,常因肺纹理增多或多发性小斑片状影而易误诊为哮喘并发肺部感染,故临床上非常容易漏诊。

肺部细菌感染有哪些症状

(1)一般情况下,危重哮喘状态的患者大都伴有不同程度的肺部感染。但除慢性支气管炎合并哮喘患者外,咳痰症状多不明显。

(2)哮喘病并发肺部细菌感染以阶段性肺炎多见,常伴有微小肺不张,以发病时间较长的患者及排尿不畅、补液不足的老年患者为多发人群。

(3)肺部细菌感染以流感嗜血杆菌、副流感嗜血杆菌和肺炎双球菌等多见，它们是引发哮喘病、并发肺部感染的三大细菌。

（4）并非黄色脓样痰都是细菌感染，以嗜酸性粒细胞为主的变应性炎症也可表现为黄色脓样痰。

长期反复咳嗽是否可按哮喘来治疗

咳嗽是人体一种重要的防御机制，能清除气道的分泌物和异物，阻止呼吸道感染的扩散，与哮喘有着本质的区别。虽然哮喘中有一种类型以慢性咳嗽为主要表现，被称为咳嗽变异性哮喘，但长期反复咳嗽却不一定是哮喘。咳嗽变异性哮喘有以下特点：咳嗽症状往往呈发作性，以干咳为主，少痰或无痰，无发热，有夜间咳嗽或运动性咳嗽；胸部 X 线检查无明显器质性改变；用一般的止咳化痰药和抗生素治疗无效，使用支气管扩张剂则可使咳嗽发作缓解；多数患者有家族过敏史和特应性体质；春、秋季为易发季节。

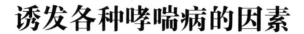

诱发各种哮喘病的因素

哪些物质可诱发过敏性哮喘

（1）花粉。能引起哮喘的花粉主要是以风为传播媒介的气传花粉，其在空气中飘散有地域性和季节性的特点，目前已知的此类花粉多达数百种。

（2）真菌。真菌是引起气道变应性炎症的最主要的过敏原。真菌由菌丝和孢子两部分组成，真菌孢子及代谢产物形小质轻，在大气中的飘散范围较花粉更为广泛，尤其是在阴暗潮湿和通风不良的居室内，真菌飘散浓度更高。室内最常见的真菌是链格孢菌、青霉、曲霉等。

（3）尘螨。尘螨是引起世界各地哮喘病等过敏性疾病的主要过敏原。尘螨是一种长有4对足的小虫，卵圆形，乳白色，主要寄生在各种纤维织物中，在灰尘中也能生存。引起哮喘的是尘螨的排泄物和分泌物中所含的过敏原成分。

（4）屋尘。屋尘是指在床上床下、家具、墙壁等处久未打扫的积尘。这种积尘的成分很复杂，有机成分包括人体的皮屑、动物皮毛和脱屑、尘螨及其排泄物、花粉、植物纤维、食物残渣等。

（5）蟑螂等昆虫。蟑螂引起过敏的物质是它们的体表皮屑、唾液、粪便和分泌物中的蛋白质成分。除蟑螂外，蜘蛛、蝴蝶、蛾子等昆虫的分泌物和排泄物，也可能是哮喘发作的过敏原。

（6）宠物。宠物是诱发哮喘的又一重要因素，尤其是猫和狗。猫的过敏原主要来自其皮脂腺分泌物、脱落的皮毛、唾液、尿液。狗所致的哮喘发作虽没有猫那么常见，但仍有30%的哮喘患者对狗的过敏原皮试呈阳性反应。

（7）羽绒制品。鸟类的羽毛、排泄物也可能是过敏原。而羽绒服、鸭绒被等羽绒制品则可能使人产生胸闷、气喘等症状。

（8）空气污染。室外空气污染主要来自工业烟雾和汽车尾气，如二氧化硫、二氧化氮等；室内空气污染主要来自煤或煤气的燃烧、居室装修等。这些污染直接损害气道黏膜上皮，使气道神经暴露，同时由于人吸入的过敏原不

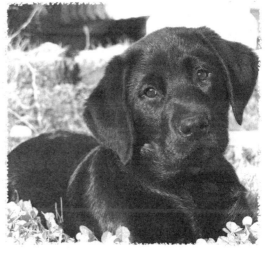

能很快排出体外，所以会导致气道炎症加重，引起气道反应性增高，促使支气管收缩进而发病。

（9）香烟的烟雾。香烟烟雾中含有许多有害的化学物质，如多环烃类、氮氧化物、一氧化碳等。这些物质可以直接损伤气道黏膜，从而引起炎症，或使呼吸系统产生强烈的不适反应。

哮喘和过敏性鼻炎有什么关系

（1）从本质上说两者都是变态反应性疾病，发病机制相同，只是器官不同，因为过敏性鼻炎发生在上呼吸道，而哮喘发生在下呼吸道。

（2）流行病学关系密切。临床上大约70%的哮喘患者伴有过敏性鼻炎；过敏性鼻炎患者中超过50%的患者伴有哮喘。过敏性鼻炎患者若干年后支气管哮喘发病率明显高于非过敏性鼻炎患者。

（3）过敏性鼻炎若得不到有效控制，可通过鼻—支气管反射使哮喘加重，这也是难治性哮喘的常见病因之一。因此，过敏性鼻炎合并支气管哮喘患者，在治疗哮喘的同时应该兼治过敏性鼻炎，以便更好地控制哮喘。仅有过敏性鼻炎者也应该积极采取有效措施控制鼻炎，以防止炎症向下呼吸道蔓延，从而发展成哮喘。

哮喘与婴儿湿疹有什么关系

婴儿湿疹及哮喘均为变态反应性疾病。患有喘息性支气管炎的孩子，如果在哺乳期患过婴儿湿疹，则病情将来发展为哮喘的概率要比无此病史的孩子高很多。患湿疹的婴儿，由于过敏性体质，除皮肤湿疹外，黏膜的过敏症状也很常见，比如感冒之后呼吸道腺样体的分泌物特别多，延续的时间也比一般的孩子长，表现为喉头有痰，入睡后有呼噜声响，大便次数增多，大便绿色且带少许黏液等，但对食欲和体重无影响。部分孩子会由于气道过敏而发展成为哮喘。

运动性哮喘是怎样发生的

对运动性哮喘的发生原因,医学上有如下理论:

(1)热丢失和水分丢失理论。运动时过量换气,使气道热量和水分丢失,气道温度下降,导致支气管痉挛,引发哮喘。

(2)炎症理论。运动使炎性介质得以释放,从而导致气道炎症,引发哮喘。患者可以使用色甘酸钠等肥大细胞膜固定剂抑制运动性哮喘的发作。

(3)神经机制理论。运动性哮喘患者在运动时,其交感神经的反应性较正常人低,因此造成支气管平滑肌痉挛,引发哮喘。如果对患者施以去甲肾上腺素的治疗,可明显缓解或抑制喘息症状。

哪些行业易发生职业性哮喘

导致职业性哮喘的物质有两类,一是过敏原性物质,二是非过敏原性物质。后者多为某种高浓度刺激物,会对气道黏膜产生强烈刺激,因此引发哮喘。容易引发哮喘的职业有200多个,主要分为以下几类:

(1)与植物性尘埃有关的职业:锯木业、印刷业、谷物处理业、食品业等。

(2)与动物性尘埃有关的职业:兽医、驯兽师、动物饲养员等。

(3)接触药物的职业:制药工业、药房及医院工作等。

(4)工业行业:油漆、塑料、涂料工业、染料、金属冶炼及

哮喘病的治疗与调养

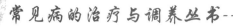
镀金等。

月经性哮喘发生的原因是什么

月经性哮喘顾名思义，就是伴随女性月经来潮而发生的哮喘。其发病原因目前尚未完全清楚，医学界主要存在以下几种意见：

（1）月经性哮喘是经前综合征的一部分。

（2）月经性哮喘是由于患者体内前列腺素合成增多所致。前列腺素能引起支气管平滑肌的痉挛。

（3）月经性哮喘是由于患者体内黄体酮明显减少所致。黄体酮有维持支气管平滑肌舒张的作用，临床上通过在经前注射黄体酮来治疗月经性哮喘已取得了一定的疗效。

老年性哮喘引发的原因有哪些

老年性哮喘广义上是指 60 岁以上患者的哮喘，狭义上是指 60 岁以上患者首次发生的哮喘。导致老年性哮喘发作的原因有：

（1）长期吸烟。

（2）因患心脑血管疾病、青光眼、关节炎等而长期服用普萘洛尔、美托洛尔（倍他乐克）等 β 受体阻滞剂、阿司匹林、吲哚美辛等抗炎止痛药。

（3）反复的呼吸道感染。

（4）迷走神经兴奋性增高。

（5）胃食管反流。

（6）冷空气刺激和过度运动。

（7）过敏因素。

老年性哮喘应和哪些疾病加以区别

老年性哮喘的诊断须同心脏病引起的哮喘、支气管肿瘤、肺栓塞、喘息型慢性支气管炎、弥漫性泛细支气管炎等疾病相区别。

引发慢性哮喘的因素有哪些

（1）长期气道不完全性阻塞。慢性非特异性炎症可导致胶原蛋白沉积于气道的基底膜，引发哮喘患者形成气道重构，导致气道的慢性狭窄。在此基础上，当哮喘急性发作时，可能使管腔进一步狭窄而形成不完全性气道阻塞。哮喘病的长期反复发作和呼吸道感染可以使支气管阻塞情况持续恶化，从而使肺泡内压力持续升高，导致肺泡壁弹性降低，形成慢性阻塞性肺气肿。

（2）肺小动脉痉挛。哮喘持续发作时，由于低氧血症和高碳酸血症，可能导致肺小动脉痉挛，形成急性肺动脉高压。慢性持续性肺动脉高压是导致肺心病的重要原因。

（3）肺血管床改变。肺气肿的形成及肺泡内压力的升高，可压迫肺泡毛细血管，造成管壁狭窄或闭塞；肺泡壁的破坏将导致毛细血管网毁损，使毛细血管床大大减少，肺循环阻力增加，肺动脉压升高。

（4）水钠潴留等造成血容量增多也可加重肺动脉高压。

肺气肿的形成及肺动脉高压的存在,会加重右心负荷,从而引发肺源性心脏病。

气道黏液栓塞是怎样发生的

(1)气道慢性炎症可导致黏液腺分泌亢进,气道内分泌物增多。

(2)哮喘反复发作即慢性炎症可损伤气道内的黏液—纤毛传输功能,使中小气道的分泌物不易排出。

(3)哮喘急性发作时,人体水分大量散失,易造成体内脱水,容易使痰液黏稠,难以咳出。

(4)支气管痉挛可导致痰液引流不畅,极易继发细菌感染,从而使痰液更加黏稠,形成痰栓。

肺部细菌感染的原因有哪些

(1)气道的慢性非特异性炎症。支气管纤毛上皮脱落、分泌物增多而导致纤毛活动减弱,易于细菌滋生繁殖;同时黏膜水肿和平滑肌痉挛所导致的气道狭窄使细菌以及有害物质不易及时排出、引流不畅。这些易形成肺部感染。

(2)呼吸道的免疫功能降低。哮喘发作时,其气道的巨噬细胞内过氧化物酶、过氧化氢酶及乳酸脱氢酶功能相对降低;另外,由于哮喘患者常常使用糖皮质激素治疗,使得气道局部免疫功能受到抑制,而常用的平喘药如氨茶碱又有抑制中性粒细胞趋化的作用。这些因素共同作用导致了肺部感染的发生和恶化。

（3）邻近器官的感染。上呼吸道感染，尤其是上呼吸道病毒感染可引起哮喘发作，同时会降低呼吸道黏膜上皮的屏障作用，为继发细菌感染提供了可能。

气候多变为什么容易引发哮喘

气候由气温、湿度、气压及空气离子等因素构成，哮喘患者对气候的变化特别敏感。其中任何一种因素的改变，都可能引起哮喘的发病。例如，气压太低易引起哮喘发作，这是因为气压低，空气中的飘散物如花粉、灰尘及真菌等不能高扬，沉积在下层空气中，容易被人吸入，同时也与患者对低气压的不适应有关。

再如，哮喘患者最理想的湿度为30％～50％。湿度太高会影响体表的蒸发，使呼吸加快，对哮喘不利；湿度太低，呼吸道黏膜干燥，容易引发哮喘。另外，湿度过高容易引发哮喘也可能与细菌及真菌在潮湿的空气中容易生长繁殖有关。由此可见，哮喘的发作与多种内外因素有关。

为什么哮喘多在春秋季节复发

在温带地区，哮喘多复发于春秋两季，其原因多与以下因素有关：

（1）在春秋季节，温度和湿度最适宜真菌和尘螨的生长和繁殖，空气中真菌和尘螨的密度大大增加，易于诱发哮喘发作。

（2）春秋季节是大部分植物的花粉期，空气中的花粉浓

哮喘病的治疗与调养

度明显增加,导致对花粉过敏的患者易于发病。

（3）春秋季节,天气多变,早晚温差较大,易导致伤风感冒,进而诱发哮喘。

阴雨天时为什么易引起哮喘发作

（1）阴雨天适于尘螨生长繁殖。雨天空气温暖湿润,有利于微生物的生长,所以,下雨天空气中尘螨增加,易被患者吸入诱发哮喘。

（2）人体抵抗力下降。阴雨天,气候变化急骤,使人体抵抗力下降,此时患者呼吸道易被病毒、细菌侵袭引起感染,而呼吸道感染又是哮喘发作的重要诱因。

（3）花粉浓度高。雨量、风向、强度、阳光和温度均能影响花粉的浓度与散布。雨天没有阳光,气温一般较低,易使空气中花粉浓度增高,而且雨天多风,风向多变,又使花粉四处飘散。因此,患者在雨天极难防范花粉,增加了发作哮喘的概率。

（4）真菌繁殖快。阴雨天,真菌生长繁殖速度加快,也造成致敏物质增加,导致哮喘易于发作。

（5）电场的强度。刮风下雨改变了电场的强度和离子导电性,使空气中的正负离子比例发生改变,较多的阳离子与灰尘结合后,对人体产生很大的危害,会引起支气管平滑肌收缩,引发哮喘。

夜间哮喘为什么易发作

哮喘患者常常在夜间发病,表现为夜间睡眠时憋醒,夜间咳嗽加重等。这主要由以下几方面导致：

（1）过敏原因素。接触过敏原是引发哮喘的主要原因，但患者接触过敏原后一般不会马上发作哮喘，而是在 6～8 小时后才出现哮喘症状，因此，白天接触了过敏原的患者多入夜发作。

（2）生理节律因素。白天肺功能相对较强，夜间肺功能相对较弱。夜间人的肾上腺皮质激素分泌减少，抗过敏能力明显下降，由此导致哮喘容易在夜间发作。

（3）睡眠体位因素。睡眠姿势有仰卧位、侧卧位之分。仰卧位时气管的呼吸阻力明显增加，由于缺氧易引起支气管痉挛，故易导致哮喘发作。哮喘患者宜采取侧卧位，可减少气管的呼吸阻力，预防或减少哮喘发作。

（4）胃食管反流因素。夜间睡眠时，由于体位的原因，胃内的食物或胃液可能反流到食管中，又因呼吸作用被吸入气管中，引起支气管的痉挛，引发哮喘。

（5）炎症因素。多数哮喘患者患有鼻窦炎或气管炎。夜间鼻窦炎致使分泌物增多，气管的炎症反应也重一些，会引起哮喘发作。

（6）空气干燥因素。一般来说，夜间的空气比白天干燥，而干燥的空气易诱发支气管痉挛，使哮喘发作。

由哮喘病引起的诸多后果

哮喘可导致哪些并发症

哮喘病及其并发症易相互影响形成恶性循环,甚至影响哮喘病患者的预后。以下为几种常见的哮喘并发症:自发性气胸和纵隔气肿、呼吸衰竭、气道黏膜阻塞、肺部细菌感染、慢性阻塞性肺疾病、猝死、儿童生长发育迟缓、变应性支气管肺曲菌病、闭锁肺综合征、胸廓畸形以及其他并发症。

自发性气胸和纵隔气肿的后果是什么

此症通常在中、重度哮喘发作时出现,是哮喘发作期病情危重的表现之一,如处理不及时常可能导致患者死亡。

呼吸衰竭的后果是什么

大部分哮喘急性发作可经平喘、抗炎、吸氧,以及补液等治疗后迅速好转,但仍有少数患者病情可能持续恶化,出现呼吸衰竭,最终可能因严重的低氧血症和高碳酸血症导致的脑缺氧而危及生命。

气道黏膜栓阻塞的后果是什么

气道黏膜栓阻塞通常是导致肺不张、阻塞性肺部感染、窒息、呼吸衰竭甚至哮喘猝死的主要原因。

肺部细菌感染可产生什么不良影响

哮喘病急性发作常并发呼吸道及肺部细菌感染，从而影响到哮喘病的治疗。预后积极而有效地防治呼吸道和肺部细菌感染，是治疗哮喘病的重要措施之一。

慢性阻塞性肺病的后果是什么

哮喘病长期反复发作后，气道阻塞中可逆性成分逐渐减少，气道的持续性不可逆的阻塞可能引起慢性阻塞性肺病，包括阻塞性肺气肿、肺动脉高压和肺心病，最终导致右心衰竭。

猝死是怎样导致的

哮喘猝死是哮喘患者最危险的并发症。部分哮喘患者可在数分钟至数小时内因突发的、严重的、进展迅速的哮喘发作，导致呼吸心跳骤停。由于病情发展快，患者往往得不到及时有效的救治。

哮喘为什么可导致儿童生长发育迟缓

儿童生长发育是复杂的生理过程,除了与遗传、营养、社会心理因素相关,慢性哮喘病也是影响儿童生长发育的重要因素,其原因如下:

(1)反复、慢性的低氧血症。3 岁以前发病的哮喘患儿易患低氧血症,长期、慢性的低氧血症将严重影响组织细胞的代谢,进而影响儿童生长发育过程。

(2)糖皮质激素的影响。哮喘患者长期全身使用糖皮质激素,可导致骨成熟延迟和青春期推迟,这可能与丘脑—垂体—肾上腺皮质轴及生长激素等受到抑制有关。因此,儿童最好采用吸入糖皮质激素法治疗,这种疗法通常不会影响儿童生长发育过程。

(3)心理及营养因素。哮喘病患儿由于疾病原因,可能造成自卑、内向的性格,对一些食物的过敏可能会导致患儿拒绝食用许多与此相关的食物;反复慢性发作还有可能影响患儿热量及其他营养物质的摄入量;此外,疾病带来的痛苦会影响患者休息与睡眠质量,从而抑制儿童生长激素的分泌。

什么是变应性支气管肺曲菌病

通常,支气管哮喘患者的痰液中约有 10% 曲菌菌丝,可导致患者乏力、消瘦、咳嗽、盗汗、杵状指等,胸片显示游走性肺浸润。

是什么导致闭锁肺综合征的

如果哮喘患者应用 β 受体激动剂过于频繁，则该药物非但不能起到平喘作用，反而会阻塞呼吸道，使其像被闭锁一样。

哮喘为什么能导致胸廓畸形

哮喘反复发作，可引起胸廓畸形，常见的有桶状胸、鸡胸、肋骨外翻等。多见于幼年期患者。患者除哮喘外，经常并发慢性支气管炎、肺气肿，还可能出现早期肺心病呼吸衰竭等症。

哮喘还可导致哪些并发症

哮喘病还容易因病情本身或药物治疗不当，而引起其他并发症，如骨质疏松、低磷血症、糖尿病、库欣综合征、溃疡病活动性出血、高血压、精神失常、肌肉萎缩等。

哪些并发症可导致猝死

1. 窒息

多数哮喘患者都是过敏性体质，呼吸道处于致敏的高反应状态，各种过敏原及理化因素都可造成整个呼吸道的痉挛、

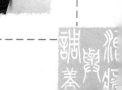

哮喘病的治疗与调养

水肿,从而导致窒息,引起猝死。

2. 心源性猝死

（1）平喘药引起的严重心律失常。β 受体激动剂及茶碱类药物都有增加心率和导致心律失常的作用,尤其在出现合并器质性心脏病、严重缺氧、高碳酸血症、电解质紊乱等情况时,即使小剂量也会引起严重的心律失常,两者合用时可使心脏毒性作用明显增加。

（2）心肌收缩带坏死。哮喘病患者的心肌处于强直收缩状态,细胞内钙离子超负荷。如果这种心肌坏死超过一定程度,则可能引起严重的心律失常,导致心力衰竭。

3. 肾上腺皮质功能不全

长期使用全身糖皮质激素的中、重度持续性哮喘患者,由于丘脑—垂体—肾上腺皮质轴受到部分或完全抑制,此时若突然停用糖皮质激素或减量过快,会导致内源性皮质激素不能满足机体需要的现象,会使病情突然恶化,引起猝死。

4. 其他因素

（1）重度哮喘发作时如并发张力性气胸、纵隔气肿、气道黏液栓形成、急性肺水肿、呼吸衰竭,其发生猝死的可能性明显增加。

（2）哮喘病患者急性发作时使用过量镇静剂或大剂量镇静类抗过敏药物也会增加猝死的概率。

（3）由阿司匹林等非类固醇类消炎药所诱发的哮喘,由于发病急、病情重,极易引发猝死。

妊娠期哮喘的危害是什么

妊娠期哮喘，就是女性在怀孕期间而发生的哮喘病。妊娠期发生哮喘，会使患者呼吸困难，机体缺氧；易造成胎儿低氧血症；使新生儿呼吸窘迫；此外，这种疾病还造成早产儿、低体重儿以及畸形儿的出生率显著上升。其发病的原因，是由于妊娠期胎儿在体内不断发育，使孕妇横膈升高，胸廓横径增加，导致残气量、功能残气量减少，加上孕期黄体酮水平急剧升高，肾上腺皮质激素分泌量增多，内源性前列腺素水平升高等，因此导致了哮喘的发生。

哮喘病的治疗与调养

哮喘病的医疗

如果一接触过敏原、冷空气、物理刺激、化学刺激，以及感冒或剧烈运动后，就出现喘息、气急，而且反复发作，发作后可以自行缓解，或需要使用支气管解痉剂才能缓解。

诊断哮喘病的医疗检查

怎样自我诊断是否患了哮喘病

自我诊断是否是哮喘病可根据以下症状：

（1）有典型症状。一接触过敏原、冷空气、物理刺激、化学刺激，以及感冒或剧烈运动后，就出现喘息、气急，而且反复发作，发作后可以自行缓解，或需要使用支气管解痉剂才能缓解。

（2）虽无典型喘息症状，但会出现发作性胸闷、顽固性反复发作的咳嗽。

（3）在发生呼吸道感染的同时还伴有其他过敏性疾病，如过敏性鼻炎、湿疹等。

（4）经常有呼吸道疾病症状，而且还有哮喘或其他过敏性疾病家族史者。

（5）从事某种职业以后有发作性胸闷、气急或喘息。

（6）有伴随月经周期出现的发作性喘息、气急或胸闷。

（7）存在胃食管反流情况且伴发有咳嗽、气喘。

医生诊断哮喘病一般要经过哪些步骤

哮喘门诊诊病程序通常为以下步骤：

（1）询问病史。① 喘息易发季节、时间、诱因、性质、缓解期。② 咳嗽与喘息的关系，是否持续、阵发，注意咳嗽变异性哮喘。③ 咳痰的痰量、颜色、时间。

（2）用过敏药物情况。

（3）以往病史。① 过敏性疾病如鼻炎、荨麻疹、湿疹等。② 与哮喘有关的疾病，如急性青光眼、鼻窦炎、食管炎、消化性溃疡、心脏病、肺结核、高血压、前列腺肥大等。

（4）家族病史。近亲中是否有哮喘病患者。

（5）全面体检。注意鼻旁窦、颈胸部哮鸣音、心脏、肝脏、下腹及大腿内侧紫纹等。

（6）辅助检查。胸透、肺功能、血常规、嗜酸性粒细胞、心电图、过敏原等。

（7）作出诊断。将哮喘分型、分期、严重程度、有无激素依赖症状、并发症。

（8）根据不同情况采取治疗。

诊断哮喘病的辅助检查有哪些

哮喘诊断的辅助检查主要包括以下几个方面：

（1）嗜酸性粒细胞计数。大多数过敏性鼻炎及哮喘患者血液中嗜酸性粒细胞计数超过 300×10^6 / 升。

（2）血常规。红细胞及血红蛋白大都在正常范围内，白细胞总数及中性粒细胞均正常，如果有感染则各项指数相应增高,嗜酸性粒细胞一般在 6% 以上,可升高至 30%。

（3）验痰。痰多呈白色泡沫状,如果痰经染色,可发现多量的嗜酸性粒细胞,这对哮喘的诊断帮助较大。

（4）皮肤变应原检查。用来了解哮喘患者发病因素和选择特异性脱敏疗法。皮肤试验是指用致敏原在皮肤上所作的诱发试验,一般在上臂伸侧进行。

（5）血气分析。血气分析是测定哮喘病情的一项重要检查,可用来指导治疗并发低氧血症和高碳酸血症的严重病例。

（6）肺功能检查。肺功能检查对判定哮喘严重程度、判断疗效好坏都有重要意义。一般包括肺容量、肺通气量、弥散功能、流速—容量图和呼吸力学测验。哮喘患者通常表现为肺总量和功能残气量增加。检查中最易观察的是患者呼吸流速方面的变化,表现为用力肺活量、第 1 秒用力呼气流速和最大呼气流速率变化。

（7）X 线检查。在无并发症的支气管哮喘患者中,肺部 X 线片无特殊变化。

（8）纤维光束支气管镜检查。检查目的在于鉴别或检查支气管内的病变,以明确哮喘的原因。

（9）血压及心电图检查。极严重的哮喘患者可能出现血压减低和脉搏显著减弱或消失等症状;心电图显示心率过速,电轴偏右,有 P 波高尖等。其他患者上述检查一般正常。

哮喘的诊断标准是什么

哮喘可依据以下几点作出诊断:

（1）患者反复出现喘息、呼吸困难、胸闷或咳嗽,且多由接触过敏原、冷空气、物理性刺激、化学性刺激及病毒性上呼吸道感染或运动等原因引起。

（2）发作时可听见双肺散在性或弥漫性的以呼气相为主的哮鸣音,呼气相延长。

（3）上述症状可经治疗缓解或自行缓解。

（4）其他疾病所引起的喘息、胸闷和咳嗽。

（5）无明显喘息或体征者应至少进行以下一项试验:① 支气管激发试验或运动试验,呈阳性。② 支气管扩张试验,呈阳性。③ 最大呼气流量日内变异率 ≥ 20%。

儿童哮喘的诊断标准是什么

儿童哮喘可依据以下几点作出诊断:

（1）3 岁以上患儿,喘息反复发作。

（2）发作时肺部出现哮鸣音。

（3）使用平喘药治疗有显著效果。

（4）排除患有其他引发喘息、胸闷和咳嗽的疾病的可能性。

咳嗽变异性哮喘诊断标准是什么

咳嗽变异性哮喘可依据以下几点作出诊断:

（1）咳嗽持续或反复发作期长于 1 个月;发作时间常在夜间、清晨或运动后;痰少;临床无感染征象,或经较长期抗生素治疗无效。

（2）气管扩张剂可缓解咳嗽。

（3）有个人过敏史或家族过敏史，变应原试验呈阳性，可作为辅助诊断。

（4）气道呈高反应特征，支气管激发试验呈阳性，可作为辅助诊断。

（5）排除其他原因引起慢性咳嗽的可能性。

脆性哮喘

什么是脆性哮喘

脆性哮喘是一种特殊的支气管哮喘，可分为Ⅰ型脆性哮喘和Ⅱ型脆性哮喘两种类型。脆性哮喘是一类比较罕见的、严重的、发病凶险和反复发作的哮喘病，由于脆性哮喘与其他哮喘病患者的症状有差异，故被确定为哮喘病的一种特殊类型。因脆性哮喘病情危重且容易发生意外，往往需要机械通气治疗，所以一旦怀疑患者为脆性哮喘应速送医院治疗。

分为Ⅰ型和Ⅱ型脆性哮喘各有什么特点

Ⅰ型的特点是每日的呼气峰流速值变异率在40%以上，且情况保持每周4天或每月16天。Ⅱ型的特点为在哮喘控制良好、症状平稳情况下，在数分钟内突然急性发作，严重者甚至危及生命，而且在哮喘发作期间至少出现过1次意识障碍或昏迷。

怎样诊断是否为脆性哮喘

判断是否为脆性哮喘，首先要排除其他类型的哮喘，即来自生活、工作环境中的过敏原、感染、某些药物、运动、胃食管反流、月经等诱发因素造成的哮喘。具体判断方法为：使用泼尼松龙治疗 1 周后，肺功能测定显示第 1 秒用力呼气量改善率小于 15% 的哮喘即为脆性哮喘。

哮喘应与哪些疾病做诊断鉴别

（1）异物阻塞。尤其是有单侧哮鸣音，或原无呼吸道症状病史而突然发生哮鸣的患者，应考虑其异物阻塞的可能性。吸气相和呼气相的胸部 X 线有助于对异物吸入的诊断：不透光异物通过 X 线检查很容易被发现；透光异物的 X 线重要表现是呼气相 X 线显示受累肺气排出障碍。可结合胸部 X 线检查时吸气和呼气相隔肌矛盾运动，或纵隔移位矛盾运动，或纵隔移位做出诊断。

（2）先天性异常。血管系统先天性异常以及胃肠道或呼吸道先天性异常的患者，可能因气管或支气管受压引起哮鸣音。可采用食管造影来鉴别疾病是否是由先天性异常引起的。

（3）呼吸道感染。累及会厌、声门和声门下的病毒性上呼吸道感染，通常会引起哮鸣的体征和症状，这些不同于哮喘的下气道症状和体征。当怀疑会厌炎时，应直接检查会厌，检查时应特别小心，并作好在检查时一旦发生急性气道阻塞立即插管的准备。

（4）呼吸道病毒。呼吸道合胞病毒等病毒可引起细支气管炎，其临床表现实际上与哮喘完全相同，也可能是以后哮喘发作的先兆。许多在婴儿时期有细支气管炎病史的患者会显示肺功能异常、组胺或乙酰胆碱支气管激发试验异常以及运动时肺功能异常。一般婴幼儿感染呼吸道病毒的次数不超过两次,因此,若患儿反复出现气道阻塞症状,则应及时去哮喘科进行诊断,以免延误治疗。

哮喘病的治疗与调养

哮喘病的中西医疗法

哮喘不发作时是否需要治疗

哮喘缓解期的治疗,非常重要。在缓解期,哮喘病情不断变化,如果身体失衡积蓄到一定的程度,在诱发因素如变应原、呼吸道感染的作用下,就会发生哮喘。哮喘缓解期是增强体质、改善气道慢性炎症的最佳时期,也是治疗哮喘的关键时期。哮喘缓解期的有效治疗,不仅可以减轻患者哮喘发作时的症状,而且可以增强患者的体质,增强患者抗病能力,在哮喘治疗中有着非常重要的地位。

阶梯治疗法

什么是阶梯治疗法

阶梯治疗是根据患者在缓解期病情变化的情况所制定的治疗方案。这种治疗方案依据病情变化调整治疗的方法。当患者病情加重时,增加药物剂量或种类,称做升级治疗;当病情明显得到改善且趋于稳定时,减少药物剂量或种类,称为降级治疗。在阶梯治疗过程中，要特别注意遵守"急升慢降"的原则，就是病情加重时要尽快升级，而病情缓解时则不要急于降级，应等病情稳定一个时期后再降级，否则降级很难成功。

患者应怎样配合进行阶梯治疗

（1）要了解阶梯治疗方案的内容。如常用的平喘和抗炎药物的作用、用量、用法、不良反应等。

（2）写哮喘日记。要求每个患者细心观察自己的病情，认真地测定呼气峰流速，并坚持做好哮喘日记，一丝不苟，持之以恒。

（3）遵从医嘱。要求患者一定遵从医生制定的用药方案，不要随意更改，尤其不要自认为哮喘症状已消失就自行停用药物，否则会使治疗前功尽弃。

脱敏治疗

什么是脱敏治疗

哮喘脱敏治疗的详细名称是哮喘特异性免疫治疗。在哮喘的发病机制中，由过敏原所致的炎性介质起很重要的作用。这些炎性介质使支气管平滑肌痉挛、黏膜水肿、炎性损伤并导致气道高反应性。在导致哮喘的炎性介质中有一类就是过敏性炎性介质，如组胺、白细胞三烯、血小板激活因子等。因此，将能够拮抗体内过敏性炎性介质的药物称之为抗过敏药，使用这类具有抗过敏作用的药物治疗哮喘就叫做抗过敏治疗。

脱敏疗法的特点是什么

目前主要采用的方法为注射脱敏，具体包括常规脱敏和季节前脱敏。它们的特点如下：

（1）常规脱敏。治疗过程时间较长，一般需 3～4 个月才能见效。通常注射治疗 1 年左右可考虑延长使用周期，在病情稳定的情况下逐渐减量，最终停止给药。

（2）季节前脱敏。对有明显季节性发作的哮喘患者效果较好。在发作季节到来之前 3～4 个月进行脱敏治疗，发作季节到来后停止用药，至第 2 年发作季节前 3～4 个月进行脱敏治疗，一般需如此持续治疗 4～5 年。如坚持完成疗程，可使患者在发病季节发病明显减少且症状减轻，甚至不发作。

哪些哮喘患者不宜采取脱敏疗法

患有严重免疫性疾病的患者、非过敏性哮喘患者、老年性哮喘患者、缓解期重症哮喘患者、并发高血压冠心病而不能使用肾上腺素治疗者、肺功能差的患者和孕妇，不宜使用或慎用脱敏疗法，否则不但不能取得疗效，而且可能引发不良反应。

脱敏疗法期间哮喘发作怎么办

如果哮喘症状不重，可在使用平喘药治疗的同时继续脱敏治疗，但不能增加减敏液的剂量和浓度；如果症状稍重就要降一级减敏液的浓度或剂量；如果哮喘严重发作，应暂停脱敏治疗，到哮喘科就诊，控制哮喘发作。

中医吸入疗法

中医吸入疗法治疗哮喘的特点是什么

吸入疗法是目前中医治疗哮喘急性发作的主要手段之一。肺所居的特殊位置和其特有的解剖、生理特点,决定了吸入疗法的可行性和有效性。该疗法具有操作方便、安全、用药剂量小、见效快、不良反应少等特点,更易于被患者接受。

吸入疗法对治疗哮喘作用是什么

吸入疗法通过吸入方式使药物进入气管、支气管,甚至细支气管、肺泡,使之直接发挥作用,从而达到降低肺血管阻力、改善肺部微循环、控制呼吸道炎症、解除支气管痉挛、稀释痰液利于排出、改善临床症状和体征等治疗目的。

中药雾化吸入疗法多采用哪几种办法

中药吸入疗法最常用的方法是中药雾化吸入,一般有以下几种办法:

(1)壶式雾化。将药物放入有嘴的壶中,加水煎煮,使蒸气从壶嘴中冒出。

(2)杯与瓶式雾化。将药物放入搪瓷杯或电热杯中,加水煮沸,产生气雾;或者先把药物放入砂锅中加水煎煮,再将药液倒入保温瓶中,使之冒出气雾。

(3)气雾剂雾化。将药液加入适量喷射剂,制成气雾剂。

(4)机器雾化。将所需的药液通过机器化成气雾。

患者用口鼻吸入从壶嘴或杯及瓶口中冒出的气雾,或者口含雾化机器的皮管,以达到治疗目的。

吸入治疗可能给哮喘患者带来哪些不良反应

吸入治疗是治疗哮喘的最好给药方式,其不良反应明显地小于全身用药,但如果长期应用或使用方法不当,也可能产生一些不良反应,如吸入激素可引起口腔内真菌感染、声音嘶哑、口腔内小血肿等,这些不良反应多数可以通过用药后漱口来避免。吸入色甘酸钠的不良反应很少,偶有咽部刺激感、口干、恶心等。吸入型支气管扩张剂的不良反应主要表现为:大剂量使用后产生类似于全身用药的不良反应,因此应避免盲目增加剂量。如果每日支气管扩张剂的使用超过4次,则应考虑加强抗炎治疗。

治疗哮喘参考哪些物理疗法

控制哮喘发作的外治疗法主要有针灸、按摩、拔罐、离子透入、封闭疗法、超声雾化吸入、穴位叩击、药熨疗法等,这些疗法只能配合内服药进行辅助治疗,不能完全替代内服药。

怎样用针灸治疗哮喘

针灸治疗哮喘,可以针刺体穴,也可以针刺耳穴,还可以用艾灸法。针灸治疗在控制哮喘急性发作方面具有简便、迅速、有效的特点。以下为针灸的方法:

（1）天突。胸骨上窝正中，正坐仰头取穴。先直刺0.2～0.3寸，然后改向下横刺，沿胸骨柄后缘，将针送入，深0.5～1寸，局部有酸胀感，咽部似有发紧、阻塞不畅的感觉。针刺时，本穴不宜过深，因为深部有主动脉或无名动脉；不能偏斜，以防刺伤锁骨下动脉及肺尖。操作中，应把握角度、方向和深度，徐缓进针，并观察患者的反应。

（2）定喘。第7颈椎棘突大椎穴旁开0.5寸。直刺，针尖稍向脊柱，深0.5～1寸。局部有酸胀感，有时扩散到肩背部或胸部。

（3）丰隆。外踝尖上8寸，条口穴外1寸。直刺，针尖稍向内斜，深1～2寸。局部酸胀感，有时向上下扩散。

（4）膻中。胸骨部，两乳头中间取穴。女子可在第5胸肋关节之间，胸正中线上取穴。向上横刺。有局部酸胀感或前胸沉重感。

（5）孔最。前臂桡骨一侧，腕横纹上7寸。直刺，深0.5～1寸。针刺哮喘，针感应强。要求感应向上传至胸，向下传至拇指。

上述5穴针灸均有明显的定喘效果。先针孔最、丰隆，用刺激手法，达到要求的针感，再持续捻转1～2分钟。然后再针膻中，要求前胸有沉重感。各穴均间歇捻转，以维持针感，留针可在30分钟以上。若重症哮喘，可针刺孔最、配天突或定喘。针刺天突时进针应缓，边进针边捻转观察情况，在安全深度内，视病情变化，以中强度刺激，持针捻转数分钟，不留针。

怎样用针刺耳穴来治疗哮喘

针刺耳穴主要取肺、肾、肾上腺、交感、平喘、皮质下等，以下为取穴方法：

（1）肺。耳甲腔内，在中心最凹陷处的上外下三面共同围成、似呈荸荠形的区域内。

（2）肾。耳甲艇内，靠对耳轮下角的边缘。

（3）肾上腺。在耳屏下部的侧面。

（4）平喘。在双耳耳屏最高处边缘。

（5）交感。从双耳耳轮下脚连线到耳轮边缘中间的区域。

（6）皮质下。在对耳屏内侧面。

耳针治疗宜先在治疗穴区内查找敏感点，然后针刺。针刺到达软骨后，可以小幅度捻转或用雀啄术加强刺激。留针30分钟以上，并间歇捻转。

怎样用中医针灸来治疗"冷哮"

冷哮的治法达到散寒宣肺平喘的目的。一般取手太阴肺经、足太阳膀胱经的穴位。以下为几种治疗冷哮的针灸方法：

（1）列缺、尺泽、风门、肺俞。针用泻法，每日1次，10次为1个疗程。此法解表散寒、宣肺平喘。鼻塞，加巨虚；寒热，加支正。

（2）曲池、风池、风门、天突。针用泻法，天突穴宜刺，针体紧贴胸骨，约1.5寸深，每日1次，10次为1个疗程。此法具有解痉平喘的功效。如头痛、肩背酸痛，加温溜；痰多，加丰隆；咳喘剧烈、不能平息，加扶突、内关。

（3）天突、灵台、大椎、大杼、膻中、中脘。针用强刺激泻法，每日1次，10次为1个疗程。此法有解痉平喘、宣肺散寒的作用。如痰多，加气海、丰隆、列缺；喘息不能平卧、短气乏力，加肺俞、膏肓；伴有消化不良、反酸水，加中庭、巨阙、内关、足三里。

（4）华盖、气户、库房、人迎、膈俞。肺脏上穴取斜刺进针，中强刺激手法，每日1次，10次为1个疗程。此法有止咳平喘的作用。如肢冷怕风，加大椎、风池、曲池；痰涌气粗，加列缺、丰隆、大杼；胃口不好，加巨阙、内关、足三里。

怎样用中医针灸来治疗"热哮"

热哮的治法达到清热肃肺平喘的目的。一般取手太阴肺经、手阳明大肠经的穴位为主。以下为几种治疗热哮的针灸方法：

（1）合谷、大椎、丰隆、膻中、中府、孔最。针行泻法，直刺，中强刺激，每日1次，10次为1个疗程。此法用合谷、大椎穴疏表散热；中府、孔最肃肺平喘；丰隆化痰；膻中降气。如喘息剧烈、不能平卧，加肺俞、天突、云门；消化不良、胃口不好、腹胀反酸，加中脘、内关、巨阙。

（2）曲池、尺泽、太渊、天突、大椎。针行泻法，直刺，中强刺激，每日1次，10次为1个疗程。此法用曲池清热疏表；尺泽散风清热；大椎宣泄散热；天突解痉平喘，止咳化痰。

怎样用艾灸来治疗哮喘

用艾灸治疗哮喘是将艾叶做成不同的剂型或者配合其他的介质,对人体一些具有治疗哮喘功能的穴位和部位进行温热性刺激的一种疗法。药理分析发现,艾叶中含有艾叶油,促进支气管平滑肌舒张,所以能平喘止咳。对寒性哮喘和慢性哮喘都有较好的疗效。结合不同的介质,如生姜、盐等,采用不同的灸法如雀啄灸、熨热灸等,可治疗不同类型的哮喘。艾灸治疗哮喘有艾条灸和隔姜灸两种方法:

(1)艾条灸。取穴天突、列缺、中脘、足三里。把艾条点燃后,用其熏烤穴位,每次每穴灸 10～20 分钟,每日灸 1 次,5～7 次为 1 个疗程。此法适用于寒性哮喘的患者。

(2)隔姜灸。取穴大椎、肺俞、定喘、天突、膏肓俞。隔姜灸是在艾炷与皮肤之间隔 1 片生姜进行熏烤。每穴每次灸5～7 壮,一般每日或隔日施灸 1 次,也可每日施灸 2 次,5～7次为 1 个疗程。

怎样用离子透入法治疗哮喘

离子透入疗法,适用于哮喘急性发作,因透入的离子不同,治疗的哮喘对象也不同。有明显过敏症状的,应采用钙离子或镁离子全身透入;兴奋性升高的,采用溴离子全身透入;肾上腺素离子透入对儿童哮喘疗效较成人显著。

(1)肾上腺素离子透入疗法。在左右合谷区各 16 平方厘米,放入药物肾上腺素,由阴极透入;大椎区 50 平方厘米放清水,阴极。离子透入仪电流最多不超出 6 毫安,每次

15～20分钟。每日或隔日1次,15次为1个疗程。治疗前先了解患者此类药物的使用情况,高血压和心血管疾病患者禁用此法。肾上腺素应储存于棕色瓶内,在冰箱内保存,以防氧化,如颜色发红变质,则不能用。不良反应为治疗时头晕、发冷、面色苍白、心跳加速。

(2)钙离子或镁离子全身透入。在有明显过敏症状时,用一个面积300平方厘米的布垫放肩胛间区,为阳极。两个面积150平方厘米的清水布垫放两小腿后腓肠处,为阴极。隔日1次,每次20～30分钟,20～25次为1个疗程。

(3)溴离子全身透入。用于兴奋性升高的情况,隔日1次,每次20分钟,20～25次为1个疗程。

如何通过按摩来缓解儿童哮喘

对于儿童哮喘的治疗,除了服药、打针、功能锻炼、调节饮食等措施之外,如能经常按照以下方法按摩,可调节神经—内分泌功能,促进血液循环,防止哮喘发作:

(1)按揉丰隆。此穴位于小腿前外侧,外膝眼(膝盖外下方凹陷处)与外踝尖连线的中点处。按摩此穴能和胃气、化痰湿、清神志,可清痰止咳,并有助于缓解哮喘引起的腹部及咽部不适。

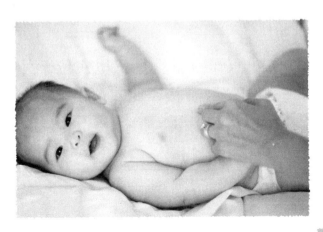

(2)点按少商。

哮喘病的治疗与调养

此穴位于拇指末节桡侧 (即手背朝上远离食指的一侧)，距指甲根角 0.1 寸处。用拇指点按两侧少商穴各 1～2 分钟。按摩此穴能通经气、苏厥逆、清肺逆、利咽喉，可治咳嗽、气喘、咽喉肿痛、呼吸衰竭等症。

（3）按揉鱼际。此穴第 1 掌骨中点之桡侧，赤白肉际处 (即手背与手掌皮肤相交接处)。用拇指指腹按揉两侧鱼际穴各 1～2 分钟。按摩此穴能散风化痰、清肺利咽，可治咳嗽、气喘、头痛、咽喉肿痛等症。

（4）按揉列缺。两手虎口交叉，一手示指尖按在另一手的桡骨突起处，当示指尖处即为此穴。用示指按揉两侧列缺穴各 1～2 分钟。按摩此穴能宣肺祛风、疏经通络，可治咳嗽、气喘、头痛、咽痛等症。

（5）按揉膻中。此穴位于胸骨正中线上，平第 4 肋间隙，两乳头之间的中点处。食指的指腹按揉膻中穴 3～5 分钟。按摩此穴能调气降逆、清肺化痰、宽胸利膈，可以治疗咳嗽、支气管哮喘、胸痛、胸闷、肋间神经痛等症。

（6）点按天突。此穴位于胸骨切迹上方正中凹陷处。用食指或中指指腹缓慢点按天突穴 1～2 分钟。按摩此穴能宣肺化痰、利咽开音，可治咳嗽、支气管哮喘、咽喉炎、扁桃体炎等。

（7）点压三里。足三里穴位于外膝眼下 3 寸处，胫骨外一横指处。经常按摩此穴，能健脾益气，强壮体质，预防哮喘复发。

怎样通过推拿方法缓解哮喘

（1）分推两侧乔空穴，自上而下各 20～30 次。具体方法为自额头至下颌用分推法推向左右两侧，往返 2～3 遍。头部足少阳胆经循行区域两侧分推，自前上方向后下方进行 10 次以上。

（2）以五指拿法按摩头顶部至枕部，再以三指拿法按枕部至顶部，重复 3～4 遍；横擦锁骨下缘至第 12 肋 2～3 遍，重点为中府、膻中穴；横擦脊背至腰骶 2～3 遍，重点为肺俞、膏肓俞、身柱穴；交换方向后再横擦前胸，然后横擦肩、背、腰部，从大椎擦到腰骶部，重点为大椎、陶道、身柱、至阳、命门；再直擦上肢内外两侧；再自肩部拿至腕部，擦手指，最后搓、抖上肢；再重复头面部操作后结束治疗。

治疗哮喘可参考的各类药物

治疗哮喘常用药物分哪些种类

治疗哮喘的药物可以分为抗炎性治疗药物和平喘性治疗药物两大类：

（1）抗炎性药物。这类药物主要是通过拮抗和消除气道的过敏性炎症，预防和缓解支气管痉挛，以预防哮喘的急性发作。适用于处在哮喘缓解期的患者。

（2）平喘性药物。这类药物通过解除支气管痉挛，使支气管扩张，从而达到缓解哮喘症状的目的。平喘性药物属哮喘发作对症治疗类药物，通常在哮喘发作时使用。

有平喘功效的西药都有哪些

（1）沙丁胺醇。为选择性 β 受体激动剂，有较强的支气管扩张作用。用于哮喘患者。制剂有喘乐宁片剂、舒喘宁气雾剂、速可喘吸入剂等。

（2）特布他林。为选择性的 β 受体激动剂，其支气管扩张作用比沙丁胺醇弱，临床用于治疗支气管哮喘、喘息性支气管炎、肺气肿等。制剂有博利康尼片剂、特布他林缓释片、博利康宁都宝吸入剂、特布他林注射剂、比托特罗片剂、利米特罗气雾剂、氯丙那林片片剂和气雾剂等。

（3）沙美特罗。新型选择性长效 β 受体激动剂，可抑制吸入抗原诱发的早期和迟发相反应，降低气道高反应性。用于哮喘（包括夜间哮喘和运动性哮喘）、喘息性支气管炎和可逆性气道阻塞。制剂有施立稳气雾剂、施立碟粉雾剂。

（4）福莫特罗。可缓解由支气管哮喘，急、慢性支气管炎，喘息性支气管炎及肺气肿所引起的呼吸困难等多种症状。制剂有安通克、奥克斯都宝片剂和气雾剂。

（5）班布特罗。为长效 β 受体激动剂。用于支气管哮喘，慢性支气管炎，肺气肿及其它伴有支气管痉挛的肺部疾病。

（6）氨茶碱。可松弛支气管平滑肌，适用于支气管哮喘、喘息型支气管炎、阻塞性肺气肿等缓解喘息症状，也可用于心脏性哮喘。

（7）茶碱缓释剂。主要用于支气管哮喘、慢性支气管炎、肺气肿等疾病的防治。

（8）二羟丙茶碱。平滑肌松弛药物，有扩张支气管和冠状动脉的作用，适用于伴有心动过速的哮喘患者。

（9）异丙托溴铵。是对支气管平滑肌有较高选择性的强效抗胆碱药，有较强的松弛支气管平滑肌作用。用于防治支气管哮喘和哮喘型慢性支气管炎，尤适用于因用 β 受体激动剂产生肌肉震颤、心动过速而不能耐受此类药物的病人。

（10）溴化异丙东莨菪碱。具有较强的支气管扩张作用。用于支气管哮喘和哮喘型慢性支气管炎。

（11）硝苯地平。为钙离子拮抗剂，适用于患有呼吸道阻塞性疾病的心绞痛患者。

有抗炎作用的西药都有哪些

（1）泼尼松。具有抗炎、抗毒、抗过敏作用，可消炎止喘；水钠潴留不良反应小。

（2）泼尼龙。其疗效与泼尼松相当，其抗炎作用较强，水盐代谢作用很弱。适用于严重支气管哮喘患者。

（3）地塞米松。抗炎、抗过敏和抗毒作用较泼尼松更强，水钠潴留不良反应更小，可肌注或静滴。

（4）氢化可的松。肾上腺皮质激素类药物，具有抗炎作用。

（5）色甘酸钠。用于预防季节性哮喘和运动型哮喘发作，奏效较慢，不适宜处于哮喘发作期的患者使用。

（6）尼多酸钠。气雾吸入剂，对过敏性和非过敏性哮喘均有较好的预防和治疗作用。

（7）扎鲁司特。用于哮喘的预防和长期治疗。

（8）孟鲁司特。吸入剂，对儿童生长发育影响较小。

（9）倍氯米松。吸入剂，可治疗过敏性哮喘。

（10）酮替芬。对外源性、内源性和混合性哮喘均有预防发作效果，适用于儿童哮喘。

（11）西替利嗪。用于过敏性哮喘。

（12）息斯敏（阿司咪唑）。为长效的 H_1 受体拮抗剂，抗过敏，无中枢镇静及抗胆碱能作用。

（13）特非那丁。为特异 H_1 受体拮抗剂，对中枢神经系统无镇静作用。

（14）氯雷他定。可缓解过敏症状。

（15）复方甘草酸苷片。可调节免疫系统，增强抗过敏能力。

（16）卡介苗。增强机体抵抗力，用于治疗小儿哮喘性支气管炎以及防治成人慢性气管炎。

（17）丙球蛋白。有增强机体抵抗力以预防感染的作用，可用于过敏性疾病。

（18）长效哮喘菌苗。用于防治支气管哮喘、慢性支气管炎、上呼吸通感染等。

（19）人胎盘脂多糖。具有增强机体对多种细菌和病毒的非特异免疫力的作用。用于防治感冒、慢性气管炎及支气管哮喘等疾病。

哪些中成药对治疗哮喘有一定的功效

（1）河车大造丸。适用于哮喘肾阴阳两虚者。

（2）千金定吼丸。用于哮喘发作期，痰涎上壅者。

（3）参蛤麻杏膏。用于支气管哮喘缓解期。

（4）平喘丸。主治咳嗽、气喘、痰多、胸闷。

（5）橘红丸。主治咳嗽、痰多气喘等。

（6）哮喘冲剂。主治咳嗽、急喘等。

（7）气管炎丸。主治气管炎、喘咳等症。

（8）通光散。清热解毒，消炎平喘。治疗咳、喘、痰多症。

（9）千日红注射液。主要用于咳喘等症。

（10）芸香油滴丸。主要用于慢性支气管炎、支气管哮喘等症。

（11）山苍子油胶丸。平喘、祛痰、抑菌。主要用于支气管哮喘、支气管炎等症。

（12）气管炎咳嗽痰喘丸。散风止咳、祛痰定喘。主要用于治疗外感风寒、肺热脾湿引起的咳嗽痰盛、气促哮喘。

（13）珠贝定喘丸。理气化痰、镇咳平喘、补气温肾。可用于治疗支气管哮喘、慢性支气管炎。

（14）牡荆油丸。祛痰、止咳作用较强，也有较弱的平喘作用。

（15）百合固金丸。用于肺肾阴虚喘咳者。

（16）补肾防哮丸。用于哮喘缓解期，重在补肾温阳，兼顾脾肺。

（17）补肾防喘片。主要用于防止哮喘的季节性发作。

（18）蛤蚧定喘丸。滋肺益肾，定喘止咳，清热化痰。用于肺肾阴虚、痰热内蕴的虚劳久咳、气喘发热。外感风寒咳喘及实热者不宜服用。

（19）黑锡丹。温肾助阳，镇逆定喘。用于肾阳虚衰、阴寒内胜、胸中痰壅之哮喘。不宜久服。

哪些中草药对治疗哮喘有一定的功效

（1）枇杷叶。具有清肺降气、止咳和胃的功效。主治肺热气逆的喘咳。

（2）款冬花。具有止咳化痰、清肺下气的功效。主治肺寒咳喘。

（3）紫菀。具有止咳化痰、润肺下气的功效。主治咳喘、新久咳嗽。

（4）百部。具有润肺止咳的功效。用于润肺气、止咳嗽，多用于小儿顿咳、肺痨咳嗽。

（5）紫苏子。具有肃肺降气、平喘止咳的功效。

（6）射干。清利咽喉，宣肺豁痰。用于治疗寒性哮喘。

（7）麻黄。发汗散寒，宣肺平喘，利水消肿。用于胸闷喘咳，支气管哮喘。

（8）半夏。镇咳化痰、用于痰湿壅滞、咳嗽气逆等。

（9）白果。温肺益气，定喘止咳。用于肺结核咳嗽、老人虚弱哮喘等。

（10）鱼腥草。清热解毒。用于痰热喘咳。

（11）地龙。具有清热平喘、止痉的功效。主治肺热咳喘，高热烦躁。

（12）杏仁。具有止咳平喘、润肠通便的功效。主治伤风咳嗽、气喘痰多。

（13）桑白皮。具有清肺泻水、止咳平喘的功效。主治肺热咳喘。

（14）黄芪。益气固表，健脾和中。用于肺气虚弱，咳喘气短。

（15）白术。补肺固卫，益气平喘。

（16）陈皮。理气调中，燥湿化痰。用于痰湿壅肺之咳嗽气喘。

（17）樟叶油。祛风散寒，理气平喘。适用于治疗喘息性支气管炎和支气管哮喘。

（18）苦甘草。清热解毒，润肺止咳。适用于治疗支气管哮喘和喘息性慢性支气管炎。

（19）苦参。清热燥湿，祛风平喘。

（20）胡颓子。止咳平喘。用于肺虚喘咳。

（21）少年红。平喘止咳，活血止痛。适用于治疗支气管哮喘。

（22）葶苈子。泻肺平喘，行水消肿。用于痰涎壅肺、喘咳痰多。

服用哮喘药物的注意事项

哮喘患者用药易陷入哪四大误区

哮喘用药期长且情况复杂,患者及家属在用药方面一定要谨遵医嘱、规范用药,以免延误治疗甚至引起不良药物反应。哮喘用药应走出以下几个误区:

(1)长期服用平喘药物。一些患者为了减少哮喘发作,不管是否发病,每天都定时服两三次平喘药。其实,平喘药只在支气管痉挛时才能发挥扩张支气管的作用,并没有预防哮喘发作的功能,长期服用不但无益,反而有害。如麻黄素、异丙肾上腺素(喘息定)可以引起心悸、心律失常,还可产生耐药性,致使在哮喘真正发作时药物反而不能发挥作用;茶碱类药物可引起恶心、呕吐、失眠等症状,甚至造成体内水、电解质平衡失调。

(2)乱用药物。治疗哮喘除使用平喘药物外,还须使用抗生素或肾上腺皮质激素。使用该类药物时,必须听从医生指导,一旦感染被控制或哮喘停止,就应有计划地停药,以免产生抗药性或抑制肾上腺皮质功能。

(3)随意加大剂量。一些患者治病心切,以为每天多服两次药或每次加大剂量就能尽快控制哮喘。事实上，加大剂量非但不能提高疗效，反而会加重药物的毒性，对身体产生危害。如氨茶碱，它在血液内的浓度达到1%～2%时，平喘作用最强，如果超过2%就会出现毒性反应。

（4）缓解期自行停药。处在缓解期的哮喘患者，如果不适当地减少药量甚至自行停药，很有可能导致哮喘复发，还可能对患者的肺功能造成损害，引起肺气肿、肺心病等并发症。

哮喘患者应避免接触哪些药物

（1）阿司匹林及其他非类固醇消炎药，如安乃近、氨基比林、安痛定、索密痛、非那西丁、对乙酰氨基酚（扑热息痛）、保泰松、吲哚美辛（消炎痛）、布洛芬、甲芬那酸（甲灭酸）、双氯灭酸、吡罗昔康（炎痛喜康）等，以及含此类成分的感冒药。此类药物会导致哮喘加重，对这些药物有过敏史的患者应该避免接触这些药物。

（2）口服或滴眼用的β受体阻滞剂会加重支气管哮喘。

（3）由于哮喘患者多数是过敏性体质，容易对许多药物产生过敏反应，故应用药物时应该慎重，对过敏的药物要有记录，并及时向医生反映情况，避免再次应用。

（4）传统抗哮喘药。例如异丙肾上腺素气雾剂、麻黄素、百喘朋等会使哮喘患者心速过快和心律不齐。

干粉吸入剂和气雾吸入剂有哪些区别

（1）干粉吸入。采用超微分化工艺将吸入剂制成干粉或

纯粉,用做吸入治疗。干粉吸入剂有碟式、胶囊式和都保3种。前两者须通过吸纳器吸入治疗。干粉吸入的优点如下:

① 干粉吸入只需要以患者每次呼吸的吸气为动力,不需要手控和呼吸的协调配合,使用方便。药物能随气流进入下呼吸道。② 药粉进入气道的数量较定量手控气雾吸入剂的多,停留在咽部的药物却较定量控气雾吸入剂的少,因此疗效好,不良反应少。③ 干粉吸入剂中不含氟利昂,对咽部无刺激,且更加环保。

(2)雾化吸入。以压缩空气为动力,将药物溶液通过雾化器的作用变成微小药雾,喷入患儿呼吸道,从而发挥治疗作用。雾化吸入的优点如下:

① 雾粒小,药物可到达终末细支气管、肺泡,无须协调配合。② 适用于各年龄人群,特别适合婴幼儿、急性发作的患儿以及危重患儿。

使用气雾剂药物需要注意哪些事项

(1)移开喷口的盖子,用力摇匀。

(2)轻轻呼气直到肺内不再有空气残留,然后立即将喷口放入口内,闭上嘴唇含住喷口。

(3)按下药罐将药物释放。

(4)深吸气。

(5)屏气10秒,或在没有不适感觉的情况下尽量屏气久些,然后缓慢呼气。

此外,吸入气雾剂关键要掌握按压与吸气同步,吸入药物后要尽可能长时间屏气。另外,吸入药物后要用清水漱口,以防药物产生不良反应。

特布他林与硫酸沙丁胺醇的功效有哪些异同之处

特布他林（喘康速）和硫酸沙丁胺醇（喘乐宁）是目前临床上最常用的两种快速平喘吸入型药物，作用与肾上腺素相似，因而又称拟肾上腺素类药物。这两种药物的作用原理相同，都能使收缩的支气管舒张，从而使气体通过支气管的阻力减少，同时促进痰液的排出，并有一定的抗过敏作用，因而是治疗哮喘的常用药物。此外，特布他林与硫酸沙丁胺醇均为快速平喘药，主要用于哮喘急性发作时快速解除气喘症状，通常吸药后 2 ~ 5 分钟即可发挥作用，10 ~ 15 分钟达到最大效应，作用可持续 4 ~ 6 小时。这类药物不能消除支气管内膜的炎症，不宜长期使用，只适合在哮喘发作时使用。

沙丁胺醇气雾剂和特布他林气雾剂两者有什么区别

两者均为短效选择性 β 受体激动剂，沙丁胺醇又名舒喘灵、羟甲叔丁肾上腺素，特布他林又名喘康速、叔丁喘宁、间羟舒喘灵等。沙丁胺醇对呼吸道平滑肌和心肌的选择性指数为 250，特布他林则为 138，故作用强度弱于沙丁胺醇。

同时用布地奈德和硫酸沙丁胺醇治疗哮喘能否增加疗效

布地奈德（普米克）和硫酸沙丁胺醇（喘乐宁）是两种功效截然不同的药物气雾剂。硫酸沙丁胺醇气雾剂为平喘药，一旦有气喘发作,张开嘴,向咽喉喷 1~2 下,5~10 分钟后即可缓解气喘症状。布地奈德气雾剂为激素类药物,吸入布地奈德能有效地消除气道炎症,可以使哮喘不发作、少发作。由此可见这两种药为治标和治本的关系,即哮喘发作时用硫酸沙丁胺醇气雾剂吸入,可以达到消除气喘的目的,为治标,所以我们常嘱患者随身携带,哮喘发作时,随时用药;而布地奈德气雾剂主要适用于治疗气道的慢性炎症,从根本上防范哮喘的发作,为治本。只有坚持标本兼治,才能持久地控制哮喘病的发作。

经常使用硫酸沙丁胺醇治疗哮喘能否产生依赖性

经常使用硫酸沙丁胺醇(喘乐宁)气雾剂通常不会形成依赖,但可产生耐受、减敏现象。表现为 β 受体激动剂在使用数星期或数月之后,患者出现反跳性支气管收缩,肺功能下降等症状。在使用 β 受体激动剂的同时使用糖皮质激素会提高 β 受体激动剂的减敏速度。

重度哮喘患者应怎样使用特布他林气雾剂

哮喘重度发作时,气道普遍处于高度的缩窄状态,吸入的喘康速药物很难到达细支气管,难以发挥平喘作用。另外,在严重呼吸困难时会很难掌握气雾剂的吸入要领,因此影响药物进入下呼吸道内的剂量,所以在这种情况下,应先口服或静脉注射氨茶碱,待气喘症状减轻后,再使用特布他林(喘康速)气雾剂。不要因气喘不能缓解而反复使用该药,如果哮喘得不到及时控制,会使患者处于危险之中。

哪些患者适合用异丙托溴铵治疗哮喘

异丙托溴铵(爱喘乐)特别适用于并发慢性支气管炎的气道阻塞性疾病。它不同于普通吸入使用的支气管扩张剂,而是通过抑制迷走神经,从而抑制支气管痉挛的发生,因而即使用剂量极低,它仍可以对呼吸道产生局部作用,显示出高度的特异性。异丙托溴铵极少从黏膜吸收,其全身性不良反应极小,因而适用于有心脏病和循环系统疾病的患者。吸入5~10分钟即产生作用,对呼吸道的作用可持续5~6小时,因此,爱喘乐亦适用于缓解轻度或中度的支气管痉挛的急性发作。

异丙托溴铵与特布他林治疗哮喘的功效有什么不同

异丙托溴铵(爱喘乐)与特布他林(喘康速)虽然都是哮喘患者较为常用的气雾吸入型平喘药,都能舒张支气管,缓解患者的气喘症状,但两者又有以下不同之处:

(1)作用机制不同。特布他林属于肾上腺素类药物,是一种兴奋剂,通过兴奋支气管平滑肌表面的肾上腺素能受体而发挥作用,使支气管扩张。异丙托溴铵属于阿托品类,是一种拮抗剂,通过阻断或减弱能收缩支气管平滑肌的迷走神经使支气管扩张。由于两者的作用机制不同,故同时使用可增强平喘效果。

(2)作用特点不同。特布他林起效较快,吸入后2~5分钟即起作用，10~15分钟达到最大效应。而异丙托溴铵起效稍慢，约15分钟，30~60分钟其效力达到高峰，其平喘作用的强度也弱于特布他林。因此，急性哮喘发作的患者宜首选特布他林。但异丙托溴铵的副作用较小，对应用特布他林不能耐受者可选用异丙托溴铵。

（3）年龄因素产生的影响不同。特布他林对老年性哮喘的治疗效果较差，这是因为老年人肺组织肾上腺素能受体的数目随着年龄的增加而减少，特布他林所作用的"靶子"减少，因而导致作用减弱。但异丙托溴铵对哮喘的疗效则不受年龄因素的影响，因此老年哮喘宜用异丙托溴铵治疗。此外，异丙托溴铵对慢性支气管炎并发哮喘或喘息性支气管炎患者也是首选药品。

（4）针对不同类型哮喘。特布他林对过敏性哮喘、运动性哮喘的治疗效果比异丙托溴铵好，因而治疗过敏性哮喘及运动性哮喘一般首选喘康速。

服用丙卡特罗后为什么手会发抖

丙卡特罗（美喘清）是一种 β 受体激动剂，由于该药刺激骨胳肌慢收缩纤维上的 β 受体，使之收缩加快有力，破坏了快、慢收缩纤维之间的融合，因而服用后会出现手抖现象。手抖是这类平喘药物最常见的不良反应，发生率约为30%，易发部位多为四肢和颈面部，轻者患者感觉不适，重者影响患者握笔、拿筷子。通常症状在开始用药时较为明显，随着用药时间的延长可逐渐减轻或消失，一般无须停药。如果手抖严重影响活动，或心慌明显，特别是出现心动过速等现象，则须停药,改用其他类平喘药物。

怎样正确使用氨茶碱

氨茶碱可以松弛平滑肌,其松弛作用对于处于痉挛状态的支气管更为突出,但如果氨茶碱用量过大、浓度过高、注射速度过快则可能导致强烈兴奋,引发心跳过快,引起头晕、心慌、心律失常,甚至血压剧降、惊厥等严重后果,因此必须稀释后注射,注意掌握速度与剂量,儿童使用更要慎重。由于氨茶碱与其他平喘药的不同之处,就在于它的有效剂量与中毒剂量非常接近,其平喘作用及不良反应与血药浓度又密切相关,而血药浓度个人之间差异又极大,因此,监测血药浓度对正确指导治疗及安全用药具有重要价值。通常氨茶碱血药浓度在5~15毫克/升范围内疗效最好,不良反应也最小,若超过20毫克/升就会出现中毒症状。

使用氨茶碱应注意哪些问题

很多药物可影响氨茶碱在体内的代谢速度,因此,氨茶碱在与其他药物同时服用时应注意以下几点:

(1)饭后服药。部分患者口服氨茶碱会感觉胃部不适、恶心、呕吐,饭后服药可减轻症状。

(2)避免肌内注射。肌内注射可能引起局部红肿、疼痛。

(3)适当使用镇静剂。药物引起的中枢神经兴奋可导致少数患者心绪不宁或失眠,应适当减量或施以镇静剂。

(4)控制静脉注射的给药剂量和速度。注射速度太快或用量太大，可引起头痛、恶心、呕吐、心悸、心律失常或血压骤降等反应，还可引起烦躁不安甚至惊厥，故氨茶碱静脉给药，必须严格控制剂量和给药速度。

（5）避免长期使用。长期使用可能产生耐药性，可以与β受体兴奋性平喘药合用或与其他平喘药交替使用。

（6）儿童不宜使用。儿童应慎用氨茶碱，本品的有效剂量与中毒剂量颇为接近，儿童机体的解毒功能不完善，易发生危险。

（7）氨茶碱与抗组胺类药物。氨茶碱与抗组胺类药物如异丙嗪、苯海拉明等合用，可减轻氨茶碱的中枢兴奋作用，同时增强平喘效果。

（8）氨茶碱与麻黄碱合用。氨茶碱与麻黄碱合用治疗过敏性哮喘，可以同时抑制抗原抗体反应，产生协同平喘的作用。两者均可减量。

（9）静滴配伍禁忌。氨茶碱静滴给药时，不可与维生素 C、维生素 B_1、胰岛素、促皮质激素等配合使用。

（10）氨茶碱有直接兴奋心脏，增加心肌收缩力和心输出量的作用，还有扩张冠状动脉、利尿的作用，这些都有助于弥补循环系统的功能不足，故可用于治疗心源性哮喘。

对哮喘疗效的判断

哮喘患者治愈标准是什么

哮喘得到有效控制后仍需要坚持用药以巩固治疗效果，国际上为哮喘患者订立了一套严格的临床治愈标准：

（1）最少的哮喘症状。

（2）最少或不常有哮喘发作或加重。

（3）无急诊就医。

（4）最少或无须用 β 受体激动剂。

（5）无活动受限。

（6）肺功能正常或接近正常（须用峰流速仪每天监测，看肺功能是否达到正常标准，且变异率小于20%）。

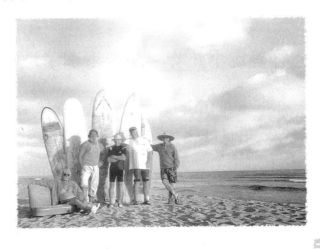

患者只有维持上述标准2个月以上才可以算是临床治愈。在患者维持临床治愈状态1年以上，

哮喘病的治疗与调养

才可以停止用药。切不可擅自中断用药,否则易造成危险后果。哮喘病被划入慢性病范畴,哮喘患者停药后也要经常用峰流速仪检测自己的肺功能,一旦发现异常就要继续用药物控制。如果诊治不及时,随着病程的延长,可能会产生气道不可逆性狭窄,使治疗更为困难。

哪些因素会影响哮喘病的治疗和恢复效果

具有以下因素中的一项或多项者,治疗难度较高,恢复效果较差:

(1)低龄发病者。

(2)具有过敏性鼻炎、湿疹等过敏史者,或有对食物、药物过敏史及家族过敏史者。

(3)病情严重、反复发作或迁延不愈者。

(4)对糖皮质激素产生依赖或抵抗者。

(5)儿童期发生哮喘,青春期缓解,但是成年后又复发者。

(6)不认真遵从医嘱进行正规治疗者。

(7)发生并发症者。

怎样确定小儿哮喘是否得到了控制

当患儿在进行药物治疗时,如果处于以下状态,则表示治疗效果良好,病情已得到有效的控制。

(1)精力充沛,能正常进行日常活动。

(2)能每天坚持上学。

(3)哮喘较少发作,偶尔发作也只是出现轻度症状。

（4）未出现明显的药物不良反应。

儿童支气管哮喘治疗原则是什么

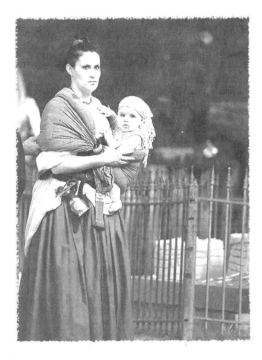

许多家长认为，儿童哮喘会自愈，因而不重视早期治疗。但流行病学调查显示，30%～50%的哮喘儿童到青春期后哮喘停止发作，但至成年后哮喘会重新发作；如果在儿童时期接受积极的治疗，发育为成人后复发哮喘的概率明显降低，仅为5%～10%。同成人哮喘相比，儿童哮喘具有较高的治愈率，平均可达到80%，未能治愈的患者成年后发病的严重程度也会减轻。因此，儿童一旦确诊为哮喘就应尽早治疗。

小儿哮喘在发育期能否自愈

儿童哮喘的预后通常是较好的，约有一半的哮喘儿童到青春期前后能够减轻症状或停止发作。这可能与青春期体内各系统器官的功能发育逐渐成熟，特别是内分泌及免疫系统功能的改善、体质的增强等因素有关。哮喘儿童进入青春期虽有部分人哮喘症状消失，但患儿哮喘的根本，即气道高反

哮喘病的治疗与调养

应性可能会维持很长时间。有些儿童在哮喘停止发作后多年仍可能复发。有的人即使无哮喘症状，但其肺功能也可能是异常的。另外，小儿哮喘预后较好者，一般是轻度患儿。中度、重度患儿，在一生中常会有不同程度的哮喘发作。因此，决不能抱着小儿哮喘预后好，到青春期可自愈这种想法而忽视早期的正规治疗。

哮喘为什么在青春期会好转或治愈

据调查，约有 80％ 的哮喘患儿在青春期可以被完全治愈；绝大多数患儿在这一时期症状都会得到相应的好转，这与下列因素有关：

（1）内分泌功能的成熟。哮喘与内分泌功能有关，患儿如果及时得到适当的治疗，就会减轻疾病对机体的影响，到青春期时内分泌功能趋于成熟，将会使哮喘症状减轻。

（2）机体免疫力的提高。患儿体内能够产生针对过敏原的抗体，但在儿童期抗体量较少，机体的免疫调节能力较差，不足以消除体内过敏原，因而哮喘发作频繁，程度较重。青春期前后，随着年龄的增长，机体免疫力得到提高，哮喘症状便能够减轻。

（3）环境条件的改善。生活环境的改善，特别是减少居住环境空气中的花粉、灰尘、真菌等吸入物或其他刺激性物体的含量可以使哮喘症状减轻。

（4）体质的增强。随着年龄的增长，患儿参加体育锻炼，增强了体质，机体抗病力及抗感染能力增强，从而减少和控制了哮喘的发生。

哮喘病患者的
保养与保健

　　哮喘患者饮食宜清淡，避免食用油腻、过咸、辛辣等刺激性强的食物，宜多吃新鲜蔬菜和水果，保持营养均衡。

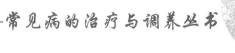

对患者的日常护理与急救

护理哮喘患者的基本要求是什么

哮喘发作大多具有突发性，常常令护理者措手不及，因此作为哮喘患者的护理者应学习和熟悉以下相关知识：

（1）了解哮喘及其发作处理的基本知识。

（2）注意和熟记哮喘发作的诱发因素。

（3）作好每次发作的记录，记明发作的各种诱因。

（4）掌握判定发作症状严重程度的方法。

（5）掌握呼气峰流速仪的使用和有关计算方法。

（6）掌握定量气雾剂的正确使用方法。

（7）熟知医院和医生的联系方式。

家庭对哮喘患者应尽到哪些责任

（1）了解诱因，熟知先兆。常见的诱因有：上呼吸道感染、过敏原或理化因素刺激；精神因素，如情绪波动、条件反射等；气候变化、剧烈运动、吸烟、不当服用某些药物等。发作前常有黏膜过敏现象，如鼻痒、眼睑痒、打喷嚏、流涕、干咳等先兆症状。

（2）进行心理疏导。提高患者对哮喘的认识，消除患者的恐惧心理，鼓励患者在控制疾病的过程中起主导作用，应使患者充分了解此病的发生、发展及转归过程，保持愉快心情，树立战胜疾病的信心，从而进行更为合理、有效的治疗。

（3）谨遵饮食原则。哮喘患者饮食宜清淡，避免食用油腻、过咸、辛辣等刺激性强的食物，宜多吃新鲜蔬菜和水果，保持营养均衡。

（4）掌握吸入剂的正确使用方法。应在吸气初张口喷出吸入剂，然后深吸气，学龄前儿童可直接把喷雾剂含入口中吸入，吸入完毕后要漱口，以减少对咽部的刺激，预防感染及药物过量。

（5）居住环境保持清洁。① 室内家具力求简单、洁净。② 室内勿挂壁毯、字画，勿用地毯。③ 尽量用新棉花制作被子和床垫，避免用丝绵、皮毛、羽绒填充被褥或枕心。④ 室内不要养猫、狗、鸟等小动物。⑤ 注意保持室内阳光充足，空气新鲜。⑥ 室内避免吸烟、杀虫剂、化妆品、樟脑丸等有挥发性气味的物品，不要摆放气味浓郁的花草。⑦ 打扫卫生尽量用湿布擦拭。

（6）发作期采取正确护理措施。哮喘发作时家属要镇静，家属的不安情绪会加重患者的精神负担，使病情加重。让患者作腹式深呼吸。根据用药史酌情用药，但要严格掌握剂量、用法、适应证和禁忌证的要求。让患者保持半卧状态，给患者按摩肋间肌，推擦胸部，轻拍背部，直到患者感到舒适为止。鼓励患者多饮水，防止痰液干结不易咯出。不勉强患者进食，若进食不要吃得过饱。必要时须送医院治疗。

对哮喘患儿的看护应注意哪些问题

由于儿童哮喘反复发作，迁延不愈，所以，家庭保健是治疗过程中最为关键的一个环节。一般情况下，家庭保健应做到以下几个方面：

（1）改善居室环境。要保持室内空气新鲜，定时通风换气。室温以 22～25℃为宜，相对湿度最好在 50%～60%。由于吸入湿润的空气有利于呼吸道黏膜纤毛正常发挥运动功能，因此可经常在地上洒些水或进行拖地；冬季可把湿布放在暖气上；可打开壶盖让水保持蒸发状态；有条件的可用空气加湿器增加室内湿度。此外，要经常清扫室内积尘，最好不要养宠物，注意避免患儿被动吸烟。

（2）饮食调养。特别是在患儿哮喘发作期，应供给营养丰富、清淡易消化的食物。平常也要重视营养及进食量，少吃油腻或过甜的食物，避免吃生冷食品。如对某些食物过敏就应忌口，以免诱发哮喘。

（3）坚持治疗，正确用药。长期吸入糖皮质激素对预防哮喘发作确有疗效，这也是目前治疗哮喘最好的方法之一。但有些家长担心激素有不良反应，不愿让孩子配合治疗，从而造成了病情反复发作。实际上，只要剂量适当并掌握正确的用药方法，糖皮质激素不良反应很小。但须注意，吸药后必须马上用凉开水漱口，以免药物残留在口腔及咽喉部，刺激黏膜，引起局部不良反应，如假丝酵母菌（念珠菌）感染、声音嘶哑或上呼吸道不适等，或咽下后经胃肠道吸收引起全身反应。坚持口服小剂量茶碱类药物也是家庭治疗哮喘的重要方法。茶碱缓控释剂型的出现，使茶碱昼夜血药浓度稳定，作用

哮喘病的治疗与调养

持久,疗效更为理想。在服用时,须注意茶碱缓释片不可压碎或嚼碎,只能沿划痕掰开;茶碱控释胶囊应整个吞服或将胶囊中的小丸倒在一汤匙温水中吞服,以保证药效。

（4）记好哮喘日记。记录哮喘日记是哮喘患儿加强自我监督和提高自我管理能力的有效方法。记录的内容包括每天天气情况、学习和参加课外活动情况、是否坚持服药、有无哮喘发作及其诱因等情况,定时测定并记录最大呼气峰流速值。通过日记方式可监测病情变化,掌握发作规律,帮助医生制订出个体化的治疗方案。同时,通过这种记录日记的方式,也可增强患儿战胜疾病的信心。

（5）留心先兆。小儿哮喘发作前常常有先兆,如连续打喷嚏、流眼泪、烦躁、精神不振、呼吸加快等。家长要用心观察,掌握哮喘发作前患儿的表现,以便及时治疗,防止哮喘发作对身体造成伤害。

护理哮喘患者生活起居应注意哪些细节

（1）居室的安排。病室要求通风良好,无灰尘、烟雾、煤气、油漆味及其他一切刺激物。适当调节温度和湿度,避免哮喘患者受寒,被褥须温暖适度,卧床宜有靠背支撑,以便不能平卧时使用。枕头内不宜填塞羽毛类物质或棉絮,避免患者吸入这些物质致敏;居室内不放置花草,避免花粉刺激或香气引起哮喘发作。

（2）调理饮食。急性发作时,以流质食物为佳。调味宜清淡,避免冷食冷饮。饮食宜少食多餐,不可过饱,以免引起哮喘发作。注意补充水分。哮喘患者平时要注意饮食调理,详细了解诱发哮喘的食物,一旦发现并证实某种食物确实会引起哮喘发作,应尽量避免食用。但也不要过分谨慎,否则会造成菜谱单调乏味,天长日久易引起营养不良,导致机体抵抗力下降,在忌食方面,应根据个人的特点而定。婴幼儿应警惕异体蛋白,老年人应少吃油腻食品。在哮喘发作期,应注意多补充水分,食用清淡流质食物,避免因脱水或痰稠难以咳出而加重呼吸困难。

(3)备有药物及氧气。在有先兆症状或哮喘轻度发作时,有经验的患者可及时吸入平喘气雾剂如"舒喘灵"等;发作严重者,不宜大量喷吸,否则会影响心脏功能,此时应及时就医。

(4)心理调节。很多患者因患哮喘,所以情绪不好甚至还可能对疾病产生恐惧心理。护理人员及家人对待患者要耐心亲切,使其情绪稳定,不急不躁,消除患者对疾病的错误认识及顾虑,增强患者与疾病作斗争的信心,鼓励患者主动锻炼,积极治疗。

有哪些病史的患者属于哮喘高危患者

有以下病史之一的哮喘患者都属于高危患者。发病时,在施以紧急自救的同时,应及时送往医院就诊:

(1)因顽固哮喘发作而进行气管插管病史者。

(2)1年内有两次以上住院史者。

(3)1年内有3次以上急诊治疗史者。

(4)1个月内有住院或急诊史者。

(5)正在全身使用糖皮质激素治疗或近期刚撤药者。

（6）有哮喘引起晕厥或缺氧性癫痫病史者。

（7）有住进医院加强监护室抢救史者。

（8）有各种精神病史或心理障碍者。

（9）曾被诊断为脆性哮喘的患者。

哮喘患者在什么情况下需立即就医

哮喘患者应充分认识到哮喘急性发作的危险性，掌握病情恶化的征象和需要紧急就医的指征。如果患者出现以下情况应迅速到医院就诊：

（1）吸入短效 β 受体激动剂 1～3 小时症状仍无缓解，或者作用时间不能维持 3 小时者。

（2）口服糖皮质激素治疗 3～6 小时症状无好转者。

（3）治疗后病情进一步恶化者。

（4）呼气峰流速值小于预计值或个人最佳值的 60% 者。

（5）患者出现明显的呼吸困难，不能平卧，大汗淋漓，单字说话或不能说话，三凹征明显，口唇发绀，意识障碍或昏迷。

（6）患者如存在以下情况之一，每次发作均应到医院就诊：① 有威胁生命的严重哮喘发病史。② 目前正在使用或近期刚停用全身糖皮质激素。③ 近几年曾因哮喘住院或急诊。④ 没有使用吸入激素治疗，长期依赖短效 β 受体激动剂。⑤ 有精神或心理疾病。⑥ 未按照医嘱用药。⑦ 病情危重，用 β 受体激动剂治疗后，肺功能监测仍较差。⑧ 目前正在应用可能诱发哮喘发作的药物。

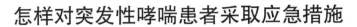
怎样对突发性哮喘患者采取应急措施

哮喘发作常常是突发性的，大多数患者的发作现场是在家中，因此如果患者能在发作现场第一时间进行正确而有效的自我治疗和护理，便能够把哮喘发作症状控制在早期阶段，减少其发展到危重阶段的危险。

哮喘急性发作现场第一时间治疗的目的有两个：一是患者对病症及时正确的自我处理能够避免延误治疗；二是让患者通过自我治疗获得自我控制疾病的能力和信心。

现场第一时间治疗的主要原则就是运用峰流速值测定结果、自我评价哮喘发作的严重程度，然后采取适当措施控制病情。

哮喘发作时的应急方法有哪些

哮喘急性发作时，护理哮喘患者的家人常会被患者严重发作的状态吓得手足无措。此时，护理者应保持镇定，按照以下方法对患者进行救治：

（1）帮助患者找到最舒适的位置来靠放身体。通常，要扶其坐起，身体微向前倾，靠在手肘或手臂上，这样做能够让患者呼吸大量的新鲜空气。

（2）迅速运用呼气峰流速仪测定患者的呼气峰流速值。

（3）根据呼气峰流速值，以及咳嗽、喘息、呼吸困难等症状判断发作严重程度。

（4）给予患者吸入速效 β 受体激动气雾剂 1～3 揿，必要时 20～60 分钟内重复吸入一次。

（5）亲属不要都围在患者身边，这会妨碍患者吸入新鲜空气，会使患者更加焦虑。

（6）根据服药后的反应采取相应措施：① 反应良好。如果患者仅有轻微喘息、咳嗽、呼吸困难或胸闷，活动时有症状，休息时无症状，即为反应良好。应在 48 小时内根据需要每 3~4 小时服药 1 次，并且进行常规的抗炎治疗。② 反应一般。如果患者仍喘息明显、呼吸困难或反复咳嗽，休息时也有症状，即为反应一般。应每小时吸入 β 受体激动剂，并且立即口服糖皮质激素进行治疗，如果在 6 小时内病情仍得不到缓解，应及时去医院就诊。③ 反应较差。如果患者严重喘息、呼吸困难、说话间断，休息时仍有严重的症状，即为反应较差。应每 10 分钟吸入 1 次 β 受体激动剂，并及时送往医院就诊。

可帮助哮喘患者顺畅排痰的方法有哪些

（1）多次少量饮水，以减轻气道干燥程度，稀释痰液。

（2）加强营养，适当活动，进行呼吸肌功能锻炼，如作腹式呼吸及缩唇深慢呼气等。

（3）不要剧烈咳嗽，以免引起呼吸困难。咳嗽时应缓缓吸气，上身前倾，收缩腹肌，1 次吸气，连续咳 3 声，咳嗽停止后，缩唇将余气尽量呼尽。同时，可屈前臂，两手掌置锁骨下，上臂和前臂同时叩击前胸及侧胸壁，振动气道内分泌物，以助排痰。

（4）让家人协助翻身拍背（住院者可由医护人员操作）。拍背时，将指掌卷曲成覆碗状，五指并拢，掌指关节屈曲呈

120°角，腕关节用力，自胸廓边缘向中央、由下向上有节奏地叩拍患者的背部，同时嘱患者深呼吸。叩击时，力量要适中，过轻效果差，过重患者不能承受。另外，要注意观察患者面色及呼吸情况，以免导致窒息。

哮喘发作时怎样为患者补水

哮喘患者在发作时呼吸困难，不能平卧，即使服哮喘药疗效也不明显。这是因为：

（1）哮喘患者在发作时实际上已处于失水、酸中毒状态，导致患者呼吸加快，大汗淋漓失去大量水分。

（2）患者常服用氨茶碱片来平喘，该药有利尿作用，常使患者因尿量增多而脱水。

（3）由于哮喘发作时患者不能正常地饮水和进食，使脱水更加严重。因此，患者在小支气管内的痰液就变得黏稠不易咳出，甚至堵塞小支气管，加重呼吸困难，造成恶性循环。

临床实践证明，为患者补充足量水分是治疗支气管哮喘的重要手段。经静脉滴注液来补充水分毕竟有限，并非是缓解脱水状态的良方，要补充足够的水分主要还应依靠口服。因此，当哮喘发作时，除依据病情使用平喘、祛痰等药物外，还应注意摄取营养丰富且易消化的食物，并要有意识地多饮水。但是，患有严重心脏功能不全者不宜多饮水，因为过多饮水会加重心脏的负担，反而不利于该类哮喘患者的康复。

哮喘病的治疗与调养

哪些情况可造成患者呼吸衰竭

（1）治疗不及时。由于对哮喘发作的严重性估计不足，未能及时给予有效的治疗而导致病情无法控制是哮喘病并发呼吸衰竭最主要的原因。对于发病急、进展快和有危重度发作史的哮喘病患者，应及早足量地给予糖皮质激素的治疗，尤其对于反复发作、肺功能储备较差的和有呼吸衰竭病史的患者，更应提高认识，充分估计病情，给予更加积极和主动的治疗。

（2）药物治疗不恰当。在治疗重度哮喘发作的许多措施中，糖皮质激素是疗效最确切的药物。在因哮喘病诱发呼吸衰竭致死的病例中，多数存在着糖皮质激素用量不足的问题。另外，β受体激动剂的用量偏大也可导致呼吸衰竭。这是因为当哮喘病伴有呼吸功能不全的病症时，常规剂量的镇静剂可对呼吸中枢有明显的抑制作用，故会导致呼吸驱动力进一步降低，诱发呼吸衰竭。

（3）并发呼吸道感染。重症哮喘因气道阻塞，分泌物多且黏稠，故极易发生呼吸道及肺部感染，这些感染又会进一步加重气道阻塞。同时呼吸道感染可导致支气管持续痉挛，呼吸肌疲劳。这些因素互相作用，互相影响会加重低氧血症和二氧化碳潴留，从而加大了呼吸衰竭的危险系数。

（4）氧疗措施不当。中、重度哮喘患者由于气道阻塞，存在着不同程度的缺氧症状，此时给予吸入高流量氧气，则可能抑制颈动脉化学感受器，使依靠缺氧刺激兴奋的呼吸中枢受抑制，加重呼吸衰竭甚至造成呼吸停止。

（5）脱水和黏液痰栓形成。当黏液、痰栓广泛阻塞周围小气道时，平喘抗炎药物难以缓解阻塞性通气功能障碍，极易造成呼吸衰竭。

（6）阿司匹林等非类固醇类消炎药引起的哮喘，易诱发呼吸衰竭。

日常生活中哮喘患者应注意的各种问题

生活起居中哮喘患者要注意什么

哮喘患者要早日康复,生活起居方面应做到以下几点:

(1)注意保暖,预防感冒。感冒是诱发哮喘发作的重要因素。哮喘患者上呼吸道黏膜的非特异性抵抗能力较低,加之全身免疫功能有不同程度的紊乱,故比较容易因外界病菌和病毒侵袭而感染。要预防感冒,除了加强耐寒锻炼,增强整体抗病能力外,患者生活起居中还要防寒保暖,注意天气变化,随时增减衣服,寒冷季节外出戴口罩或戴防风眼镜。春季是上呼吸道感染的高发期,为了避免交叉感染,哮喘患者应尽量不出入人流密集的地方。

(2)尽量避开过敏原,选择适宜的时间出行。注意天气情况,避免受到沙尘和冷空气的刺激。

(3)规律生活作息。生活作息要有规律,可根据季节变化作适当调整:夏季早睡早起,冬季早睡晚起,夏季加片刻午睡。饮食、运动、休闲娱乐均应定时定量,避免劳累。

(4)饮食少盐、少油腻、少辛辣,防止气道分泌物增多。少量多次饮温开水,以滑润咽喉、保护黏膜、稀释痰液。多饮水还有帮助机体排出代谢废物、减少呼吸道感染的作用。

（5）衣着宽松舒适。哮喘患者的内衣以纯棉织品为宜，要求光滑、柔软和平整。应避免穿含化学纤维或染有深色染料的衣服，不穿由皮毛制成的衣服。衣服不宜过紧，衣领更应宽松。夏秋季节，穿的贴身衬衫及长裤，一般不宜选择有中长纤维毛料的。

（6）坚持适当的体育锻炼。

（7）心态积极。焦虑、紧张、恐惧、抑郁、颓废等负面心态和情绪，对哮喘症状的缓解有不利影响。恐惧、紧张和激动的情绪常常会引起哮喘发作。因此，哮喘患者在日常生活中，应善于自我心理调节、保持乐观心态、正确对待疾病、树立信心，这对于平衡神经内分泌功能和免疫功能，加强药物的疗效，有着重要作用。

（8）治疗持之以恒。在缓解期或病情平稳期，要按医生指导的治疗方案坚持治疗，防止发作。

过敏性哮喘患者在夏季怎样消除真菌

夏季潮湿温暖，适合真菌生长繁殖，所以夏季真菌哮喘发病率普遍较高，应予以重视。为了抑制真菌的滋生，哮喘患者应做到以下几点：

（1）通风。居室经常通风是最好的办法，同时宜保持室内阳光充足。在潮气特重的时候启用换气扇机械通风；阴雨天把朝南或东南方向的门窗关闭，以减少水汽进入室内；正午时，外面的空气湿度正处在最高值，不宜开窗。

（2）经常暴晒。在阳光明媚的日子，将物品搬到户外暴晒，并将柜子的门打开通风。

（3）室内防潮。地面采用防潮层，用石灰粉刷墙；卫生间保持下水通畅，尽量不要让水洒到地上；搞好厨房卫生，避免油烟污染。

（4）家具防潮。将家具清洁剂涂在家具表面，轻轻擦拭即可清洗。布艺沙发则用专门的吸尘器吸去表面灰尘。在潮湿的天气用吹风筒轻吹沙发，可除去沙发内的湿气。尽量不要使用铁制家具。

（5）使用吸潮物品。

① 石灰吸潮。阴雨天可用布料或麻袋裹装生石灰，放置于室内各处，使室内空气保持干燥。

② 硅胶吸潮。准备几瓶变色硅胶，把瓶子上戳许多小孔或将里面的颗粒状硅胶用纱布等透气的材料包起来，分放到墙角等潮气大的地方。

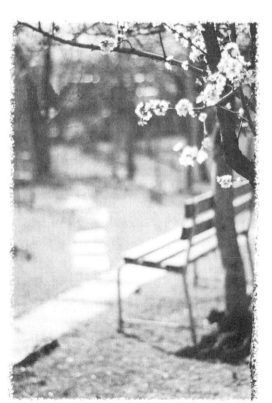

③ 吸湿盒吸潮。吸湿盒通常以氯化钙颗粒作为主要填充物，添加了香精成分，所以集除湿、芳香、抗霉等功能于一体。多用于衣柜、鞋柜的吸湿。

④ 吸湿包。放置在密封的空间里效果更佳。

⑤ 竹炭防潮。

（6）除湿机。有条件

的家庭可安装除湿机,定期除湿。

(7)除霉。在发霉不太严重的情况下,可使用乙醇刷墙壁。清洗时注意通风,戴防护手套、口罩和眼镜。

(8)远离潮湿环境。患者应远离潮湿环境,避免吸入或食入发霉的东西。

过敏性患者消除尘螨可采取哪些办法

尘螨是引起过敏性哮喘发作的重要过敏原之一。它们在阴暗、潮湿的环境中快速繁殖,在人类生活环境中几乎无处不在。消除尘螨有助于降低过敏性哮喘发作的概率,以下几种方法能有效消除尘螨:

(1)卧室干燥通风。过敏性哮喘患者宜单独居住,室内陈设力求简单,不要挂置厚绒装饰品或相关物品,以免积尘。避免使用布面家具。卧室要注意防潮,经常开窗保持新鲜空气的流通。

(2)防屋尘措施。屋内易滋生和隐藏尘螨。室内家具、地面、门窗应简单平整,易于清洗。地面最好使用水泥磨面或木质地板。卧具最好用较密的布料制成。室内不要养宠物,不要放置花草。哮喘患儿忌玩呢绒或动物皮毛做成的玩具。

(3)采用防螨枕芯。枕头是与呼吸道接触密切的卧具,枕芯是极易滋生尘螨的地方。因此,保持枕芯清洁对防止尘螨引发的哮喘有重要作用。将枕芯用不透气材料如塑料袋包严,可有效防止枕芯滋生尘螨。为避免塑料袋太凉,可于外面包裹3层布料,每隔10日左右烫洗布料即可。

(4)经常洗换衣物。衣被勤更换、洗涤,多曝晒、拍打。

床罩、被套应每隔10日左右用热水烫杀细菌。最好不用地毯，或保证定期吸尘除螨，卧室中尤应如此。经常洗涤窗帘和长毛绒玩具。

过敏性患者怎样避免接触花粉

对过敏性哮喘患者来说，如果能彻底避免接触花粉，就可以降低发病的概率。虽然彻底避免接触花粉不现实，但患者还是可以根据自身情况采取以下措施来减少接触花粉的机会：

（1）建立花粉月历。对花粉过敏的哮喘患者应尽快了解自己对哪种花粉过敏、该植物在居住地的开花季节及花粉飘散规律，并将这些情况记录下来作为花粉月历，以便在相应的时间避开或减少接触。

（2）移居。环境的变换可使患者避开花粉过敏原，使哮喘症状明显减轻或消失。因此，有条件的患者可根据花粉月历进行长期移居，或在过敏花粉飘散季节暂时移居到没有或少有该种致敏花粉的地区。

（3）勿在室外久留。白天尽可能少滞留在室外，尤其是每天花粉浓度高的时间，例如晴天时的傍晚。要进行户外活动，应尽可能选在花粉指数最低的时候，如清晨、深夜，或是阵雨之后。

（4）居室隔离。白天要尽量关闭门窗，以防止花粉飞入室内。也可以安装过滤器，通常是将过滤器与空调配合以滤除进入房间空气中的花粉颗粒。患者若喜欢养花，最好将花草放置在室外，并尽可能减少与花草近距离接触。

（5）择时旅游。对花粉过敏的哮喘患者如果想外出旅游，在季节、地区的选择上要考虑周详，不仅要熟知自己容易对哪些花粉过敏，而且应提前使用抗哮喘药物，并随身携带控制哮喘急性发作的药物。

（6）个人防护。对花粉过敏的哮喘患者可以选择戴眼镜，减少眼睛受到花粉颗粒影响的机会，最好用有镜片的眼镜代替隐形眼镜，或是外出时戴太阳镜。外出时，避开污染物；外出归来时，最好换上干净的衣服。

哮喘患者布置新居时要注意哪些问题

人们在乔迁后，总是习惯于对新居进行一番布置。对于有哮喘患者的家庭，新居布置上要考虑患者的需要，为其创造一个适宜康复的居住环境。首先要注意房间的通风。新居中难免会有装修时产生的刺激性污染物残留，室内污染物的增加也使抗原量增加，因此，要比平时更注重室内通风，以减少室内污染物的存留。其次，要注意避免使用地毯、动物毛毯等，以免尘螨滋生。另外，提倡使用水溶性漆和环保材料，减少有害气体；尽量不要摆放、悬挂不必要的装饰性物品，以免积尘生菌。

怎样清除家庭装修后产生的甲醛

新居装修过程，会使室内一氧化氮、一氧化碳、二氧化碳、二氧化硫、氮氧化物、甲醛等含量明显增加，其中一些污染物气味浓烈、刺激性强，极易引起哮喘病发作。因此，哮喘患者一定要避免进入正在装修的房间。另外，一些附着于建材上的有害物质不易在短时间内消除，因此，原则上装修后要开窗通风一段时间方可入住。此外，再向大家介绍一些清除甲醛的方法：

1. 游离状态甲醛的清除

（1）打开门窗自然通风。通过室外空气进入可降低甲醛浓度，但效果并不理想，通风 24 小时只能使室内甲醛含量减少 24%。

（2）室内养植盆栽植物。吊兰、芦荟、虎尾兰等植物吸收甲醛，但作用面积较小，一盆花只能吸收其周围几平方米内的甲醛。

（3）熏蒸法。装修除味剂 3 克加 50 毫升水稀释，置于屋内，关闭门窗，可吸收 50 平方米内的甲醛。

（4）放置吸附剂。在房间各角落里放些活性炭吸附空气中的甲醛。

（5）空气净化器。主要是利用臭氧来除去甲醛。

2. 依附板材表面和板材深层甲醛的清除

（1）使用甲醛清除剂。根据家具、板材是否刷过油漆选取不同型号的甲醛清除剂，对家具、板材使用黏合剂连接的地方要加大用量。

（2）使用光触媒（主要成分是二氧化钛）。光触媒不但能去除甲醛，还能去除苯、氨等挥发性有机化合物等有害气体，同时具有杀菌作用。

怎样避免因空气污染而引发的哮喘

1. 避免室内空气污染

室内空气污染包括可吸入微粒、氮氧化物、氧化氮、一氧化碳、二氧化碳、二氧化硫、甲醛以及生物污染物，如内毒素等。哮喘患者可考虑采取以下措施：

（1）避免主动和被动吸烟是最主要的措施，不要待在充满烟雾的房间里。

（2）将所有炉子的排气管道接到室外。

（3）所有燃气装置都应该安装足够的排气管和通风管。

（4）充分的室内通风可以降低有害气体的浓度。

（5）尽量减少空气中的家用喷雾剂、挥发性有机物、烹饪油烟等气体。

（6）家庭装修要采取多种措施清除污染物。

2. 避免室外空气的污染

室外空气污染物包括臭氧、氮氧化物、酸性气溶胶颗粒物质等。当天气和大气状况在一个特定的地理范围内造成一段时间内严重的空气污染时，哮喘患者可考虑采取以下措施：

（1）避免不必要的体力活动，因为在高度污染的环境中运动极易诱发哮喘，尤其是在温度和湿度降低的情况下。

（2）避免接触灰尘或其他刺激物，如

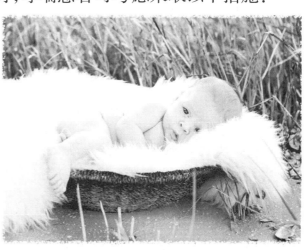

喷发剂、油漆、汽车尾气或者任何燃烧产生的烟雾。

（3）避免接触患呼吸道感染类疾病的患者。

（4）减少外出。必须出门时建议预先使用吸入性速效支气管舒张剂以预防哮喘急性发作。

（5）如果空气污染持续或加重，暂时离开污染地区一段时间。

空气过滤器对预防和控制哮喘有什么作用

空气过滤器能通过空气交换去除一些分子大小的物质，如空气中的灰尘和一些有害气体，因此，它可以帮助减少室内空气中的过敏原，减少哮喘发作的概率。另外，空气过滤器也有益于其他呼吸道疾病的恢复，如过敏性鼻窦炎、肺气肿和慢性支气管炎等。这些疾病常常作为并发症对哮喘患者产生危害，如果这些病情能得到控制，将有助于患者哮喘症状的缓解。

卧室是配置空气过滤器的首选地点，因为人们每天在卧室中的时间平均超过 8 小时，如条件允许，厨房和客厅最好也能安装。空气过滤器的种类和功能繁多，可根据室内空气质量、经济承受能力、哮喘的类型以及过敏原类型等因素进行选购。

需要注意的是，空气过滤器的清除功能并不是无限制的，空气中一些病原体和动物毛发，以及隐匿在沙发和地毯中的过敏原无法被空气过滤器清除。因此，即使安装了空气过滤器，仍应每日对居室进行常规清洁。

环境太清洁为什么也易患上哮喘

过于清洁的环境会使得身体的免疫系统不能充分工作起来，长期如此，免疫系统便会对花粉、动物皮屑和其他普通的物质作出激烈的反应。

研究证实，预防过敏症和哮喘最有效的办法是让患者适度地在含有少许病菌分子的室内尘埃中活动，以便充分调动起身体的免疫系统。这种分子叫内毒素，是一种细菌死亡时释放到空气中的物质。一般来说，乡村、野外环境中存在这种物质较多，因此，定期进行远足、郊游、田间劳动等活动有助于增强免疫力。

哮喘患者为什么不可饮酒

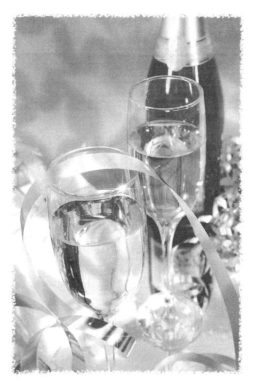

红、白葡萄酒是哮喘最常见的诱因，一般在饮酒1小时内发生哮喘。葡萄酒诱发的哮喘与含亚硫酸盐的食物、阿司匹林及非类固醇类消炎止痛药引发的哮喘密切相关。口服激素治疗、哮喘初次发作、年龄较低及曾换用药物治疗的妇女患者中，饮酒更易诱发哮喘。虽然大多数饮酒诱发的哮喘症状较轻，但也可能发生严重哮喘,必须予以重视。

戒烟对哮喘患者有哪些益处

烟草燃烧是室内刺激物的一个重要来源。烟草燃烧会产生大量的刺激性气体和颗粒物质,在烟草烟雾中已知的化合物和污染物达4500多种,包括可吸入颗粒、多环碳氧化合物、一氧化碳、二氧化碳、一氧化氮、尼古丁和丙烯醛及其他氮氧化物。这些物质对呼吸道有百害而无一利。另外,儿童较成人对吸烟有更多的呼吸暴露症状。儿童被动吸烟,侧流烟雾对其呼吸道的刺激更强。目前的研究结果已经明确表明:吸烟可以引起儿童下呼吸道发病,使哮喘发病和哮喘恶化的概率上升。

哮喘患者夏季为什么不应饮冷饮

夏季天气炎热,人们为了消暑降温往往对冷饮情有独钟。对普通人来说,夏季食用冷饮确实能清热消暑,但对处于哮喘缓解期的患者来说却非常不好。如果食用冷饮,反复的冷刺激会导致气道热量损失,使肥大细胞释放过多的炎性介质,引起支气管平滑肌痉挛,从而引发哮喘。即使夏季不发作,秋冬来临也会复发。因此,有哮喘病史者不宜食用冷饮。此外,对于患有哮喘的婴幼儿来说,冷饮更是大忌。科学的做法是给患者多喝汤、粥以补充因天热失去的水分。

哮喘患者在夏季使用空调时要注意什么

现在，人们生活水平提高了，多数家庭装上了空调，当人们大汗淋漓地由室外进入室内时，顿时会觉得凉爽和畅快。但是，对于哮喘患者而言，这犹如从夏季突然转入深秋季节，上呼吸道会受到冷空气的突然袭击，使原本就处于高反应状态的气管、支气管反射性地痉挛，引起哮喘发作。另外，使用空调的房间空气不能得到及时更新，空调器内存积的病毒和灰尘，也能诱发哮喘。因此，空调是诱发夏季哮喘的主要原因之一。

酷暑难当时，空调可以使用，但必须要注意：室内的温度与室外温度相差不要超过5℃，更不要让空调的出风口正对着患者；从外面热得满头大汗回家时，不要立刻进入空调房间，可以先用干毛巾将身上的汗水揩干，喝一些温开水，待情绪稳定后再享受凉爽；另外，空调房间每天都要彻底清扫，定时开窗换气；同时，多进行游泳、做保健操等体育锻炼，增强体质，可以减少哮喘的发作。

哮喘患者在衣着上要注意哪些问题

哮喘患者的内衣应以纯棉织品为宜，要求光滑、柔软和平整。应避免穿化学纤维或染有深色染料的衣服。衣服不宜过紧，衣领更应注意宽松。夏秋季节，宜穿着贴身衬衫及长裤。不宜选择有中长纤维毛料的衣物。

有人认为哮喘患者穿着应该越保暖越好，这种说法并不全面。一方面，哮喘患者呼吸器官的抵抗力较差，在秋冬季节更要特别注意颈部的保暖；另一方面也不能保暖得太过分，因为有时过热也会导致哮喘的发作：一部分属于阴虚、内热症的患者如果衣服穿得过多，或晚上棉被盖得太厚，会诱发哮喘；另外，由于过热而出汗，可能在汗水被捂干的过程中着凉而发病。总之，哮喘患者应根据自身体质情况和天气变化来增减衣服，冷暖要适宜。

哮喘患者怎样清洗衣物

哮喘患者的衣物需要采取特殊的洗涤方式，从而消除衣物上的尘螨，降低其诱发哮喘的概率。

（1）把床上用品放在热水中清洗，或把床垫和枕头放在包装袋里，这样的方法能够使尘螨变应原的数量减少 10 倍。减少变应原的数量能使变态反应和哮喘症状减轻。

（2）洗衣水必须至少 55℃才能杀死尘螨。对于羽绒被和羊毛材料等不宜用热水洗涤的衣物也应使用温水。另外，也可使用能够杀死尘螨的含有活性成分苯甲酸苄酯的添加剂。

（3）装枕头和床垫的袋子最好采用包括一个棉花聚酯上层和一个乙烯基底层的材料。这使尘螨无法进入，而且不会渗水。

（4）在正午时分把室内的小垫子拿到户外晾晒，以使强烈的阳光杀死寄生在潮湿处的尘螨。

（5）可把孩子的填充玩具装入塑料袋，然后放入冰箱中冷冻几小时，以冻死尘螨。

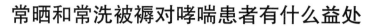

常晒和常洗被褥对哮喘患者有什么益处

被褥等卧具与哮喘患者呼吸道接触密切，卧具在使用一段时间后，其上附着的灰尘、强烈的气味、滋生的尘螨，都极易引起哮喘的发作。因此，哮喘患者的被褥应经常拆洗、暴晒，能以热水烫洗消毒更佳，也可多备几床被褥以随时更换，这是防止哮喘发作，特别是夜间发作的重要方法之一。

哮喘患者不宜养宠物的原因是什么

饲养猫、狗、鸟等宠物容易使哮喘患者病情迁延不愈，甚至引起哮喘急性发作。这是因为宠物的唾液、粪便、尿和皮毛中含有许多导致哮喘的过敏物质，患者长期与之接触，对控制病情十分不利。

怎样避免杀虫剂对哮喘患者产生不利影响

农民在务农时经常会使用杀虫剂。杀虫剂的成分通常为草甘磷、胺甲萘、香豆磷、二氯二苯三氯乙、甲拌磷等，这些物质与过敏性哮喘密切相关，能增加过敏性哮喘的发病概率。

然而，杀虫剂的使用在农业生产中必不可少。因此，要降低其诱发哮喘的风险，关键还在于使用过程中的个人防护，患者可戴口罩以减少农药的吸入；喷药时宜穿长袖上衣和长裤，以减少体表皮肤暴露；另外，喷药后，宜立即换下所穿衣裤，并隔一段时间再去施药地点劳动；同时，也可以选用一些危险性较低的非有机磷类农药。

燃蚊香为什么易诱发哮喘

蚊香在燃烧时会形成微小尘粒，被吸入后会刺激人的呼吸道。当卧室空间较小，烟雾浓度较大时，可能引起人的咳嗽、胸闷等反应，甚至可能诱发哮喘。另外，蚊香的成分比较复杂，燃烧时形成的烟雾中含有有害成分，对人体伤害很大。

常吃快餐易诱发哮喘的道理是什么

西方发达国家的人群中，哮喘的患病率非常高，这与西式快餐中汉堡包、薯条等食品含盐较多有一定关系。过咸食物会刺激人的支气管，让它处于一种高反应状态，从而增加患呼吸道疾病的概率。因此，应尽量少吃快餐，尤其是儿童更应远离快餐。

此外，过咸的肉类往往比较肥腻，容易生痰，堵塞气管，也应避免食用。

为什么哮喘患者不宜用煤气灶烹饪

使用煤气灶烹饪时，若厨房通风状况不佳，会加剧患者病情，导致其不停地咳嗽、喘息甚至呼吸不畅。另外，患者使用煤气灶烹饪时，如果厨房内通风不畅，煤气中的二氧化氮会在屋内积聚，从而严重威胁哮喘患者的身体健康。研究表明，使用煤气灶烹饪的人患呼吸道疾病的概率是不使用煤气灶的人的两倍。

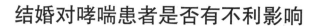

结婚对哮喘患者是否有不利影响

有些人认为结婚及婚后性生活会加重哮喘病情。其实，除了在哮喘发作期应限制性生活以免加重心肺负担、加重发作程度外，其他时候的日常性生活与哮喘的病情控制并不矛盾。相反，和谐的家庭生活与精神上的支持、体贴可使患者病情有所好转。

哮喘患者在过性生活时要注意哪些问题

多数支气管哮喘患者可以过正常的夫妻生活，也可生育。反复发作的重症患者应该积极治疗，切勿消极等待，因为如果哮喘不能获得有效控制，可能引起阻塞性肺气肿并影响心肺功能，从而对性功能造成影响。哮喘患者过性生活时应注意以下几点：

（1）必须使用皮质激素药物治疗的患者，尽可能选择气雾吸入的给药方式，而且要控制剂量，以免损害性能力。

（2）性生活前，准备一些止喘药物以防哮喘突然发作。事前吸入 β 受体激动剂，可以减少性激动引致哮喘发作的概率。

（3）由于受凉容易诱发支气管哮喘，所以进行性生活时应注意保暖。

（4）支气管哮喘患者如有性功能障碍现象，或者打算生育，应该向有关医生咨询，不要羞于启齿或擅自用药。

哮喘病的治疗与调养

哪些情况下过性生活易诱发哮喘

（1）初行房事，心情紧张、兴奋，可引起心因性哮喘。

（2）新婚宴饮，烟酒刺激支气管，引起痉挛，导致哮喘。

（3）女性若为过敏性体质，可能对精液、避孕套或阴道隔膜发生过敏，导致过敏性哮喘。

（4）性高潮时心跳加快、呼吸急促、血管痉挛，也易使有哮喘病史的女性发生哮喘。

不管由哪种因素引起哮喘，均应立即终止房事，使用支气管扩张剂和抗过敏药物，以缓解症状。在下次房事前，应针对不同诱因，采取相应的预防性措施。

哮喘病对患者的性功能和性欲有什么影响

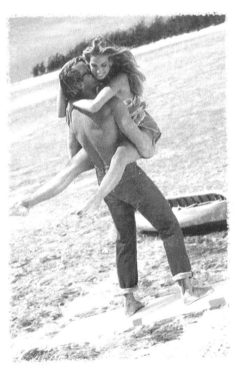

支气管哮喘患者中病情较轻者性功能不会受到影响，可以过正常的夫妻生活。反复发作和持续发病的重症患者，由于身体常处于慢性缺氧状态，心肺功能也多受损害，因而性功能会受到不同程度的影响。男性患者一般表现为阴茎勃起不坚、阳痿、射精困难、早泄；女性患者多有性冷淡、缺乏性高潮等。

另外，性生活是促发泌尿

生殖系统感染的重要因素，支气管哮喘患者如果性活动频繁或者方式不当，很容易增加性腺、附属性腺、膀胱、尿路感染的机会，而这些感染对性功能会造成不良影响。

肾上腺皮质激素是支气管哮喘患者的常用药物，无论采取口服、静脉滴注还是气雾吸入的给药方式，长期使用都可能对性功能产生一定影响。重症支气管哮喘患者，尤其是已有心肺功能障碍者，生育要慎重，否则容易发生产科并发症。

为什么女性在性生活中易发生哮喘

部分女性在性生活中会发作哮喘，可能与下列因素有关：

（1）精液易致过敏。精液中含有的一些蛋白类分泌物是一种重要的致敏物质，可导致部分女性哮喘发作。

（2）卧具导致过敏。羽绒、化纤、皮毛等制品可能成为致敏原。接触后可引发哮喘。

（3）经期过敏。部分女性月经前 5~7 日会出现哮喘，称为月经前哮喘，如果在这个时期进行性生活，则会使哮喘症状加重。

性生活中发生哮喘，可按过敏性哮喘进行治疗，服用抗过敏药物以及平喘药物。对月经前哮喘，可加服黄体酮，效果更佳。

妊娠对女性哮喘患者有什么不利影响

妇女怀孕时会发生十分复杂的生理变化，有的变化有利于哮喘的缓解，例如妊娠时体内肾上腺皮质等分泌功能会有所提高；另一方面也有些因素是不利于哮喘患者的，例如怀孕时前列腺素 E 在血内浓度的增加，易使支气管发生收缩，从而导致哮喘的加重。临床研究发现，有的孕妇哮喘加重，有的孕妇哮喘减轻，但大部分患者病情没有大的变化。因此，女性患者在妊娠期应留心观察自身反应，定期检查，及时全面地向医生反映情况，以便对病情变化作出及时适当的处理。

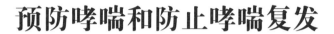

预防哮喘和防止哮喘复发

什么是哮喘病的"三级预防"

　　虽然药物治疗哮喘病已取得良好的效果，但由于受多种因素影响，哮喘患病率依然没得到有效控制，它仍然是威胁人类健康的主要疾病之一。因此，哮喘病的预防是控制哮喘患病率的重要措施。哮喘病的整体预防包括三级预防，即针对病因的一级预防，针对"三早"的二级预防，针对康复的三级预防。

哮喘病一级预防的内容是什么

　　一级预防包括对哮喘原发过敏原及诱发因素的防治，这是预防哮喘的根本措施。主要须考虑以下几点：

　　1. 降低遗传因素　哮喘病发病存在着较明显的遗传倾向。如果父母中一方患有哮喘，小孩患病的概率是 1/5；如果父母双方都有哮喘，则小孩有 2/3 的概率患有哮喘。因此，在怀孕前或怀孕早期就应采取以下预防措施：

　　（1）父母必须戒烟。在怀孕期间，父母吸烟会使胎儿被动吸烟,烟雾中的有毒有害物质会对胎儿发育带来多方面的影响,包括使胎儿形成过敏性体质。这是因为吸烟会使胎儿、婴儿体内锌含量减少,而胎儿、婴儿的缺锌是其形成过敏性体质的主要原因之一。

(2)孕妇忌随便服药。整个孕期特别是妊娠前3个月内最好不要内服和注射任何药物,必须用药者应遵循医生的指导。孕后频繁使用解热镇痛药物可能增加婴儿出生后患哮喘的概率。

(3)孕妇宜远离过敏原。孕妇,特别是有过敏性体质的孕妇要确定自己的过敏原并采取针对性防避措施,远离存在于环境、室内用品、衣被、化妆品、宠物以及饮食中的过敏原。如果对已知的过敏原无法防避,可提前采用脱敏疗法。

2. 改善婴儿的过敏性体质　有家族过敏史的婴幼儿,患哮喘的概率较高。其次,用牛奶喂养婴幼儿,也易造成其过敏性体质。对过敏性体质的婴幼儿可采取以下措施:

(1)脱敏减敏。查清过敏原;对已知过敏原可选择适当时机采用脱敏疗法,或采用预防接种来减轻婴幼儿的过敏反应。

(2)尽早治疗。对有过敏反应的婴幼儿要尽早治疗,以预防哮喘的发生。

(3)控制饮食。控制婴幼儿的饮食,有利于预防哮喘。应坚持母乳喂养,婴儿3岁以前应避免摄入含食品添加剂的食物及冷饮品。

3. 环境防治　保持居住环境的整洁,尽量减少婴幼儿接触环境中过敏原的存在。

4. 体质锻炼　应根据不同年龄段、身体素质和环境条件选择适当的锻炼项目，包括体能锻炼、耐寒锻炼、呼吸锻炼、心理承受能力锻炼和性格锻炼等。

哮喘病的二级预防内容是什么

二级预防是指哮喘患者要做到早发现、早诊断、早治疗，也被称为"三早预防"。做到"三早"，关键是要普及对哮喘知识的教育。另外，对于有过敏家族史同时表现出过过敏反应的人，若在接触某种特殊环境或天气变化时，突然发生喘息、胸闷、咳嗽和咳白色黏液痰的症状，且症状反复发作，应立即去医院就诊。

哮喘病的三级预防内容是什么

三级预防又称为临床预防，其作用是促进功能恢复，减少或减轻并发症，提高生存质量，延长寿命，降低死亡率。主要措施是坚持缓解期的规范治疗、康复锻炼以及对危重哮喘患者实施积极救治。近几年，哮喘发病率和危重哮喘的死亡率逐年升高，其原因是由多种因素引起哮喘反复发作，同时患者又得不到规范的治疗。哮喘急性重症发作时经正确药物治疗病情可缓解：通过辅助机械通气治疗帮助患者避免呼吸衰竭危及生命，随着病情的好转，缺氧和二氧化碳潴留可得到进一步改善，并恢复正常，数天内即可结束辅助机械通气治疗。

怎样根据日平均气温来预防哮喘病的发作

外界气温频繁的变化，通常是哮喘发作的主要诱因之一。如果根据日平均气温就可判断出哮喘是否会发作。那么日平均气温在多少度时，哮喘病不发或发生较轻，或严重引发，甚至会造成并发症呢？不妨参考下列数据：

（1）日平均气温小于15℃或日平均气温大于25℃，哮喘不易发作。

（2）日平均气温在15～17℃或在24～25℃，哮喘不发且发病较轻。

（3）日平均气温在17～19℃或在23～24℃，哮喘多发且发病较重。

（4）日平均气温在19～20℃或在22～23℃，哮喘病发病频繁且发病重，较易引起并发症。

（5）日平均气温在20～22℃，哮喘最易发作，易引起并发症。

出现哪些情况应做好哮喘发作的准备

通常情况下，如果患者出现以下一种或多种情况，则预示当夜或近日内哮喘可能发作，应及时采取预防措施，降低发病概率，减轻发作危害。

（1）连续数天咳嗽、胸闷、痰量增加而又不易咳出。

（2）出现过敏性鼻炎症状，如鼻、咽、眼痒，流清鼻涕，连续打喷嚏等。

（3）出现呼吸道感染征象，如咽喉痛、鼻塞、发热、咳嗽等。

（4）连日过度疲劳或儿童白天过于顽皮、吵闹等，在易发季节尤应注意。

（5）天气突然变化。

（6）女性患者月经来潮前。

（7）患者情绪不稳定的时期。

怎样预防重症哮喘的发生

（1）消除或避开哮喘诱发因素。哮喘患者应留心存在于所处环境或食物中的过敏原，对其消除或尽量避开。

（2）规范使用药物。部分哮喘患者长期使用糖皮质激素治疗，对药物形成依赖。如果突然不适当减量或停用，会使体内激素水平突然降低，易导致哮喘恶化，且此时对支气管扩张剂的反应不良。另外，镇静剂、β 受体激动剂使用过量、错误地使用 β 受体阻滞剂也可能导致病情恶化。

（3）预防和控制呼吸道感染。呼吸道反复感染，又得不到很好的控制，是哮喘急性发作的主要原因。儿童哮喘急性发作主要是病毒感染，以呼吸道合胞病毒感染多见，成人哮喘急性发作以支原体和衣原体感染为主。

（4）保持心态平静。哮喘患者的精神状态、心理情绪对哮喘发作及发作后是否容易缓解有极大的影响。精神紧张、不安、焦虑和恐惧可导致哮喘发作和恶化。患者要多参加文体活动、户外休闲，不要过分忧虑自己的疾病，树立对治疗的信心。

（5）注意随时补充水分。日常摄水量不足、呼吸道水分丢失以及多汗、感染、发热等原因，可导致患者身体不同程度的脱水,从而造成气道分泌物黏稠难以咯出,甚至形成小气道黏液栓阻塞并发肺不张,使病情加重。

(6)要预防并发症及其他因素。气胸、纵隔气肿、肺不张等并发症都可加重哮喘,一旦发作难以缓解。其他肺外因素如肥胖、胃食管反流疾病和过敏性鼻炎也与重症哮喘发作有关,应注意防治。

怎样预防运动性哮喘的发生

增强患者的自信心对预防运动性哮喘发作很重要。特别是对儿童而言,消除恐惧心理,积极参与社会活动,主动与人交往,有利于其健康成长。运动性哮喘存在一个不应期,即连续运动的哮喘患者,在运动激发后的一段时间内,运动性哮喘可减轻或消失,这段不应期能持续2~3小时。因此,对于运动性哮喘患者而言,可在正式运动前进行充分的热身运动,此后的2~3小时内则可避免发生运动性哮喘。

此外,在运动时应尽量避免用嘴呼吸,以保持呼吸道的湿润。也可在运动前15~30分钟吸入色甘酸钠和β受体激动剂来防止运动性哮喘的发作。对于运动性哮喘已发作的患者,吸入β受体激动剂即可很快缓解症状。

怎样预防因病毒感染而造成的哮喘

呼吸道病毒感染是诱发哮喘的主要因素之一,以下为几种预防呼吸道病毒感染方法:

(1)远离病毒。呼吸道病毒感染的主要是通过患者咳嗽、说话，甚至喷嚏喷出的带有病毒的飞沫进行传播，其次是尘埃传播和接触传播。因此，要注意做到：在呼吸道感染性疾病流行季节不与患者或疑似患者密切接触；经常开窗，保持室内空气流通；出门戴口罩；不去人多或空气污浊的地方；经常进行居室空气消毒等。

（2）增强自身免疫力。要保持和增强自身抵御感染的能力，主要是维护全身免疫系统正常运转。应做到注意保暖、避免受凉；适当休息，切忌劳累；心绪平和，睡眠充足；戒烟和戒酒；保持合理均衡的营养等。注射流感疫苗可增强对流感病毒的免疫力，也可食用某些生物制品来增强非特异性免疫力。另外，哮喘患者在缓解期可作些耐寒锻炼。

（3）避免哮喘发作。对上呼吸道已经感染的哮喘患者，可采取适当治疗以防止哮喘发作，或减轻症状，缩短病程。

怎样预防哮喘猝死

对哮喘患者最严重的威胁就是猝死。严重迅速的哮喘发作，使患者在来不及有效救治前就因呼吸心跳骤停而死亡。预防猝死应做到以下几点：

（1）认识哮喘本质，了解发病机制，知晓诱发因素，学会自我防范。

（2）熟悉哮喘症状，了解处理办法。

（3）学会在家中自行监测病情变化。

（4）熟悉哮喘急性发作时的初步诊断与治疗，掌握正确的吸入技术。

（5）着眼于长期控制病情，树立信心。

怎样预防哮喘在夜间发作

哮喘患者经常会在夜间突然发作,影响睡眠质量和次日的精神状态。以下是预防和控制哮喘在夜间发作的方法:

(1)增加抗炎药物的使用,同时可在睡前加用长效或缓释支气管扩张剂,如复方长效氨茶碱、葆乐辉、丙卡特罗(美喘清)等。

(2)哮喘夜间发作时,迅速吸入异丙托溴铵(爱喘乐)、硫酸沙丁胺醇(喘乐宁)或特布他林(喘康速)等气雾剂。

(3)发作时不宜直接用激素等抗炎药,抗炎药对支气管扩张的作用很小,且在发作状态下支气管痉挛不易吸收,因而无法迅速缓解症状。

秋冬季节应怎样预防哮喘

(1)注意保暖。秋冬季节早晚温差较大,特别是寒冷空气的刺激,常会导致哮喘的发作,因此要注意保暖,避免受凉。

(2)居室常通风。封闭的居室空气污浊,游浮着大量浮尘和细菌,是通风房间细菌数量的 3 倍,这些细菌会随着人的呼吸进入口、鼻腔和气管,容易诱发哮喘。

(3)避免接触过敏原。

(4)适当运动。在哮喘发作的缓解期,可进行适当的体育锻炼,如打太极拳、慢跑等。青壮年还可以根据自身条件,试洗冷水浴,以加强对寒冷刺激的适应能力。

(5)轮换使用药物。最好轮换使用各种治疗哮喘的药物,特别是气雾剂，不可过量、过久地使用，使用过多可能会产生心慌、头痛、恶心、胸闷以及咽喉发干等不良反应，尤其是高血压、心脏病患者应当尽量少用或不用。

（6）科学饮食。哮喘患者的饮食宜清淡易消化，应富含铁、维生素和钙质等营养元素，还可以进食健脾润肺的食品；不宜进食有刺激性的食物。

老年人怎样预防哮喘的发生

老年哮喘患者预防哮喘须掌握以下几个原则：

（1）学习和掌握哮喘防治的知识和技能。

（2）避免哮喘诱发因素。诱发哮喘的因素很多，其中环境因素，如花粉、尘螨、突然的气压变低、气温骤变、部分装潢装饰材料如油漆等散发出的有害气体；生活方式因素，如食用易导致过敏的食物、主动吸烟或被动吸烟、剧烈的体育运动等；疾病因素，如感冒受凉、肺部感染、治疗药物过敏等。

（3）做好健康保健。老年人是一个特殊群体，因其身体处于衰退时期，平时就应根据身体状况，选择具有补气、补肾功能的食物、药品，并应经常适当地进行体育锻炼，增强体质。

（4）积极参加社会活动，在空气新鲜的环境中活动、居住，从而提高老年哮喘患者的生活质量。

为什么过敏性体质的儿童更需警惕哮喘

体质指形成于先天，定型于后天的个体在形态结构、代谢和生理功能上具有相对稳定的特性。易引发哮喘的过敏性体质的形成是先天遗传与后天环境共同作用的结果，有家族过敏史的孩子通常具有过敏性体质。所谓家族过敏史是指哮喘患者的家庭成员及其亲属患有哮喘或其他过敏性疾病，如过敏性鼻炎、皮肤过敏或食物、药物过敏等。儿童对外界各种致敏物质比较敏感，因此容易患哮喘或其他过敏性疾病。

这类儿童应注意通过锻炼以增强体质，避免接触过多的过敏原，如螨虫、宠物的皮毛、真菌、花粉、海鲜等，尽量避免呼吸道感染，通过后天环境的改善减少发生哮喘的机会。

哮喘患儿能否接种预防疫苗

预防接种是使人体产生特异性免疫的积极措施。婴幼儿时期，由于机体抵抗力低下，容易患各种传染疾病，因此必须进行多种预防接种。但由于哮喘是一种过敏性疾病，而预防接种使用的疫苗成分多含蛋白质，容易引起过敏反应，因此，患儿家长常对预防接种心存疑虑，唯恐用后诱发哮喘。

事实上，除非正处在哮喘高发期或发作状态，哮喘儿童都可以进行预防接种。近年来，临床上常用麻疹减毒活疫苗、灭活卡介苗等防治哮喘，它能够刺激机体免疫功能，增加淋巴细胞的增殖，从而提高患儿免疫功能。对于某些接种后反应较强烈的菌苗，接种时可以考虑酌减剂量。少数对鸡蛋清有过敏史的儿童，因为某些病毒性疫苗自鸡胚中制备，所以不宜接种。

哮喘菌苗是否有预防哮喘的作用

哮喘菌苗又称支气管炎菌苗。它是一种免疫增强剂，由经过培养的人呼吸道中的细菌制成，由于含细菌种类不同有"三联"和"五联"之分。它可以刺激人体产生抗体，从而提高人体免疫力，减少或避免反复的呼吸道感染。临床资料显示，哮喘起病和发作的诱因有95％是因呼吸道感染，如果人体免疫力增强了，就减少了呼吸道感染的机会，从而降低了哮喘发作的概率。但哮喘菌苗只是一种免疫增强剂，仅可作为哮喘缓解期的用药。哮喘菌苗起效慢，一般在哮喘易发季节前两个月开始注射，15～20次为一个疗程，如有效可连用1～2年；在注射过程中如哮喘发作可停用或减量。如果哮喘经常发作，可以用哮喘菌苗辅助治疗。但哮喘菌苗毕竟不是平喘药，也不是特效药，它不能控制缓解哮喘症状，更不能根治哮喘。哮喘患者应长期规范使用抗炎药，并根据需要间歇加用支气管扩张剂，如沙丁胺醇（舒喘灵）或特布他林（喘康速）等。

怎样通过脱敏疗法来预防哮喘的发生

脱敏治疗是将那些常见而又无法避免的过敏原如花粉、尘螨等制成不同浓度的提取液，给患者由低浓度到高浓度渐进注射，以使患者对该过敏原产生抵抗力，从而减轻或消除由此引起的哮喘发作。

在进行脱敏疗法之前，先到呼吸科检查一下，以确定是否在哮喘发作期。若未在发作期，可先做过敏原皮试，找出过敏原的物质种类。然后将这些过敏原物质稀释到 1∶108 的极低浓度,做上臂皮下注射,每周 1~2 次,每一浓度级注射 10 次,每次递增 0.1 毫升,由 0.1 毫升递增至 1 毫升为 1 个疗程。然后逐渐提高浓度直至 1∶102,再维持脱敏治疗 1~2 年。疗程结束复查该过敏原皮试,检测减敏治疗的效果。一般来说减敏治疗 1 个月后即能产生疗效,只要坚持做完治疗,就能收到较满意的效果。但在脱敏治疗期间要注意以下事项:

(1)脱敏治疗疗程要长达 2~3 年,应有持之以恒的精神。治疗中若因故中断两个月以上,则要从比前次注射的浓度低、剂量小的注射级重新开始注射治疗。

(2)治疗过程中要注意把减敏液置于 4~6℃的低温环境中冷藏,否则会影响疗效。

(3)注射前应检查药液有无沉淀、变色、浑浊等变质情况;注射时要严格进行无菌操作。

怎样用穴位注射疗法预防哮喘

穴位注射疗法是通过定位施针刺激和所注射药物的作用,使血液中免疫物质增多,局部组织产生某些化学介质,从而防治哮喘的一种治疗方法。常见的穴位注射方法有以下几种:

(1)曲安奈德混悬液穴位注射。取曲安奈德混悬液在两侧的迎香穴注射。治疗期间停用抗过敏和平喘药物。

(2)654-2 穴位注射。用 654-2 在第 7 颈椎旁开 1 寸的喘息穴,旁开 2 寸的气喘穴及合谷穴进行注射。

(3)灭活卡介苗穴位注射。采用灭活卡介苗选取肺俞、膻中为主注射。肺虚选风门、肺俞注射；肺虚痰喘选脾俞、足三里注射；肾虚痰喘选肾俞、关元注射。

（4）丙球蛋白穴位注射。抽取患者静脉血2毫升，混入丙种球蛋白1毫升。选取穴位：定喘、肺俞、风门、大杼；配穴：足三里、曲池、脾俞、肾俞、丰隆。

（5）胸腺肽足三里穴位注射。取胸腺肽垂直刺入足三里穴。

（6）转移因子穴位注射。取注射用水2毫升及转移因子1毫克，注射膻中、定喘穴或肺俞、大椎穴。

（7）生地黄注射液穴位注射。用生地黄取足三里、天府穴刺入。

（8）附子注射液穴位注射。用附子注射液取足三里、肺俞、丰隆穴刺入。

（9）黄芪注射液穴位注射。用黄芪注射液取肺俞、脾俞、膻中、足三里穴刺入。

（10）复方功劳叶注射液穴位注射。用功劳叶注射液取尺泽、丰隆穴刺入。

怎样用药物贴敷来预防哮喘

贴敷疗法是将药物加工，外用贴敷于人体的穴位，以药物或者其他介质的刺激作用于皮肤，通过压力、温度、化学、痛觉等感受器，经由神经将这种刺激传到大脑皮层相应功能区域形成一个新的兴奋灶，遗留下痕迹反射，调整相应神经的兴奋与抑制过程，进而改变丘脑－垂体－肾上腺皮质系统的功能状态，再通过神经、体液、内分泌的调节来抑制哮喘的治疗过程。

药物贴敷穴位，可迅速在相应的组织器官上产生较强的药物效应，起到单相或双相的调节作用，可以使机体脱敏，改善肺功能和体质状况，增强机体的非特异性防御能力。药物贴敷的部位主要是耳部、背部、脐部及足心，根据部位的不同分为耳穴贴敷、背部贴敷、脐部贴敷及足心贴敷。

怎样用耳穴贴敷法预防哮喘

耳穴贴敷主要是在耳穴表面贴敷粒状药笺或磁珠等，通过刺激耳部穴位防治哮喘，以下为几种常见的耳穴贴敷法：

（1）王不留行籽贴耳穴法。取耳穴支气管、肺、肾上腺、前列腺。用胶布把王不留行子一粒贴压在双耳上述各穴位上，并以拇指和食指按揉被贴压的穴位处。每次每穴按压1分钟，每日4次。

（2）白芥子贴耳穴法。取双侧耳穴支气管、肺、肾上腺、前列腺。将白芥子用胶布贴压穴位处。每日按压3~5次，每次5分钟。

（3）黄荆子贴耳穴法。取耳穴肺、支气管、气管、交感、平喘、肾上腺、前列腺为主穴，内分泌、大肠、喘点、神门、枕、肾为配穴。将黄荆子贴于胶布中心备用。用浓度75%乙醇（酒精）棉球进行消毒，以火柴棒按压穴区找出敏感点，将黄荆子胶布贴压穴位，按压片刻，以耳穴有压痛感为度。每日按压3~5次，每次10~20分钟。

怎样用背部贴敷法来预防哮喘

药物贴敷背部各穴位，可刺激经脉，振奋相应脏腑功能，调节阴阳气血，从而达到改善体质，扶正祛邪的目的。敷背用药方法有以下几种：

（1）温白膏贴敷法。生麻黄、白芥子、紫菀各10克，南星、半夏、桔梗、川贝母、细辛、杏仁、甘草各15克，生姜30克。用麻油熬，黄丹收膏，加阿胶30克搅匀成温白膏。用此膏贴双侧肺俞穴，具有宣肺化痰、降逆平喘的作用。适用于肺虚寒性哮喘患者。

（2）夏桂散贴敷法。细辛、生半夏、甘遂、延胡索、肉桂各5克，白芥子10克，上述药物研成细末调匀，另备麝香2克。贴敷时，先以生姜汁将粉末调成糊状，再加入麝香，贴在第3、5、7胸椎左右旁开1.5寸处，以及大椎穴。每次贴敷2小时，共贴7次。具有温肺定喘、祛痰止咳之功效。适用于体质虚寒患者。

（3）麝香贴敷方贴敷法。麝香1~1.5克，研成细末，紫皮大蒜10~15个，捣成蒜泥。初春时期将麝香末均匀撒在第7颈椎棘突至第12胸椎棘突间宽约3厘米的区域内，并将蒜泥覆盖在麝香之上。1小时后将麝香及蒜泥取下，涂消毒硼酸软膏，再敷上塑料薄膜，并以胶布固定。

（4）甘遂姜汁膏贴敷法。白芷、白芥子、甘遂、半夏各15克。上药共研成细末，等分3包。每次用1包，以鲜生姜汁调成厚糊状，敷于两侧心俞、肺俞、膈俞穴上。每次1~2小时，每10日敷1次，3次为1个疗程。本方有温肺祛风的功能，可预防哮喘。

哮喘病的治疗与调养

（5）桑杏石芩膏贴敷法。药物桑皮10克，杏仁10克，生石膏30克，黄芩10克。上述药物研成细末，加入冠心苏合胶囊中的药粉6克，调匀，用姜汁调成糊状。先用药艾在两侧定喘穴至肾俞穴之间进行温灸，后将药膏分贴在定喘、肺俞、脾俞、肾俞穴。每次贴4～5小时，每日1次。

（6）哮喘膏贴敷法。药用生川乌、生草乌各30克，当归10克，马钱子40克，老鹳草40克，鲜桑枝、鲜枣枝、鲜桃枝、鲜槐枝、鲜柳枝各30克。上述药材用菜油浸3日，去渣。撒入广丹1000克，再加入乳香、没药细粉各20克，搅匀成膏。用较薄的牛皮纸和棉布裱成膏药布，将膏药放在布面上，贴于背部督脉经的身柱穴。通常在春季、深秋、冬季敷贴，成人以3昼夜为宜，气温较高时，减少至6～10小时。

怎样用脐部贴敷来预防哮喘的发作

脐部是穴位神阙的所在部位，外敷药物可直接通过皮肤进入血液，到达患病部位。以下为几种脐部用药方法：

（1）麻黄5克，白芥子若干，砒石0.3克，丁香0.5克，半夏3克，桂枝3克。上述药混合研成细末，储瓶密封备用。用时取生姜切片，在患者脐窝上轻擦，将药末填满脐窝，外加纱布盖上，胶布固定。每日1次，每次2小时。适用于小儿寒性哮喘。

（2）黑锡丹30克研为细末，扶阳膏1贴。用时取药末适量，填满患者脐窝。再将扶阳膏温化，贴于脐，外用胶布固定。每3日换药1次，6次为1个疗程。

（3）健脾膏1贴，温肺膏2贴，扶阳膏1贴。上述膏药温化，健脾膏贴在患者的脐部,温肺膏贴在胸口及背部第6、7胸椎处,扶阳膏贴在小腹部。每3日换药1次,6次为一疗程。适用于肺肾两虚型哮喘。

(4)热参浸膏0.1克,白术0.5克,硫黄0.5克,甘草0.1克。上述药共研成末备用。用时将药末填于脐窝内,上覆纱布,胶布固定。每周换药1次,1个月为1个疗程。适用于肺脾气虚、痰饮内伏的哮喘患者。

怎样通过足部贴敷来预防哮喘发作

采用药物贴敷足心的疗法,是借助于经络的作用,以起到上病下治的效果。足心用药有以下几种方法:

(1)白矾30克。研成细末,与适量的面粉、醋作成小饼,贴在两侧足心,布包1昼夜。

(2)胡椒7粒,桃仁10粒,杏仁4粒,栀子仁3粒。共研细末,用鸡蛋清调成糊状,男左脚,女右脚,包敷足心。

(3)天南星30克,白芥子30克。研成细末,加入生姜汁调匀成膏状,分别涂于涌泉穴和中脘穴。干后另换,每日3~5次。

(4)栀子、桃仁各20克,杏仁6克,糯米10克,胡椒1克。共研细末,用鸡蛋清调成膏状,敷两足涌泉穴及其足背与涌泉穴相对应的部位,每日换药2次。适用于小儿哮喘。

(5)吴茱萸适量。烘干,研为细末,用醋调为膏状,敷于两足涌泉穴,也可摊在整个脚心。适用于婴幼儿哮喘。

(6)蓖麻仁10克,石蒜1个。共捣成泥状,敷贴于足心涌泉穴,包扎固定。8小时换药1次,7次为一疗程。

（7）吴茱萸、附子、巴戟天、肉桂、洋金花、补骨脂各适量。共研成细末，用温水调成糊状，分贴双侧涌泉穴，次晨取下。每日1次。

哮喘患者的心态调节

患哮喘病与精神因素有什么关系

　　由精神因素而引发哮喘的病例并非罕见。单独由精神因素引发哮喘的占哮喘发病总数的 15%，过敏性反应合并精神因素的占 50%，感染合并精神因素的占 15%，3 种因素都有的占 5%。临床观察表明，心理紧张、刺激和冲突，加上患者对自身疾病的过分忧虑，常对治疗效果产生负面影响。而患者亲属的担忧、焦虑或厌恶等情绪，也会影响患者的心理状态。这两个方面相互作用，会使哮喘发作更加频繁，从而形成恶性循环，使治疗变得更加困难。

患者应该用什么样的心态对待自己的疾病

　　由于哮喘患者的病理治疗过程与其精神心理状况相辅相成，所以哮喘患者在医生的指导下积极对哮喘进行治疗的同时，还要注意自己的心理调整，应努力做到以下几点：

　　1. 树立治愈哮喘的信心　由于哮喘是一种反复发作较难彻底治愈的疾病，因此，许多患者丧失了信心。然而，事实上许多哮喘患者通过适当治疗可以使病情逐年缓解甚至不再发病。近年来,随着抗炎治疗的广泛应用,哮喘的治疗也进入了一个崭新的阶段,长期缓解甚至治愈哮喘已成为可能。

2. 消除对哮喘的恐惧　许多患者对哮喘病十分恐惧,并因反复发作、治愈难度大而灰心丧气,产生抑郁心理,这样往往会影响治疗计划的实施。常见的恐惧和抑郁心理主要表现为以下几个方面:

(1)恐惧哮喘引起的死亡。当重度哮喘引起患者重度缺氧时,患者常因过度恐惧而导致发作时病情难以控制。其实多数哮喘的死亡与治疗不及时或方法不当有关,如果患者的抗炎治疗适当或在哮喘急性发作时处理及时,完全可以避免死亡。因此,发作时患者一定要尽量保持镇定,配合救治。

(2)哮喘患者过度地限制自身活动。其实哮喘患者完全能够和正常人一样有充实的生活并参加一些正常的社会活动,这样做也有助于身体和心理的调节,从而增强治疗效果。

(3)过度担心哮喘的预后问题。哮喘虽较难完全治愈,但是经过正确治疗,并不一定会引起永久性的肺功能障碍,患者对此不必过度忧虑。

3. 消除抗药心理　抗药心理对于治疗的实施十分不利,必须及时调整,消除患者对药物的心理障碍:

(1)消除因认为长期使用药物会产生不良反应而产生的抵抗心理。糖皮质激素是一种防治哮喘发作且须长期使用的药物,许多患者对其不良反应持恐惧心理。实际上,长期使用糖皮质激素的全身不良反应很小。吸入糖皮质激素是一种局部疗法,药物很难被血液吸收,因此,长期使用该药物的患者不必担心其不良反应对于身体的伤害。对于重度发作的哮喘患者，短程（一般在2周以内）给予口服糖皮质激素也是十分安全的。另外，长期使用治疗哮喘的药物不会成瘾，患者不必对此产生忧虑。

（2）消除对吸入疗法存在的偏见。在哮喘患者中普遍存在一些对于吸入疗法的错误认识，如认为吸入疗法会使药物剂量越用越大，或认为长期使用会产生药物依赖性等，这些认识都是不正确的。吸入疗法是目前治疗哮喘的首选治疗方法，具有用药剂量小、作用迅速、不良反应小等优点。另外，其产生的药物依赖性也大大低于口服、肌内注射或静脉注射等给药方式。

（3）消除对平喘药物毒性作用的不正确认识。β受体激动剂的确可以引起心率过快、呕吐及肌肉抽动等不良反应，但这些反应一般都是暂时性的，减少药物的剂量或停用后症状就可减轻或消失。

4.克服自卑、依赖等不良心理　在儿童和青少年哮喘患者中，普遍存在着自卑感和依赖感等心理问题，这类心理问题往往会导致患者病情迁延不愈，终生遭受身体和心理上的双重痛苦。因此，一定要给予此类患者正确引导，让其学习和掌握治疗哮喘的基本知识和常用方法，使其树立起与疾病作斗争的信心，鼓励其参加各种有益的丰富多彩的娱乐活动等，以帮助患者抱持一种积极的态度面对疾病和人生。

不良情绪是怎样诱发哮喘的

虽然心理情绪因素在哮喘发病原因中不占重要地位，但由于紧张、焦虑、恐惧等情绪造成的哮喘却屡见不鲜。当患者哮喘反复发作时，情绪就成为不可忽视的因素。如儿童哮喘患者由于患病时会得到父母的偏爱，所以为了达到目的他们便常常以"喘"来要挟父母，结果弄假成真；还有些患者每当高兴大笑的时候或悲伤哭泣的时候哮喘便会突然发作，原因是强烈的情绪变化可作用于大脑皮层，大脑皮质的兴奋作用于下丘脑，通过迷走神经，促进乙酰胆碱的释放，从而引起支气管平滑肌收缩、黏膜水肿，诱发哮喘。此外，不良的精神刺激还会通过中枢神经系统，特别是下丘脑，干扰机体的正常免疫功能，从而影响机体对外界各种不良刺激反应的敏感性，这又是心理精神因素诱发哮喘的原因之一。

为什么说心理护理对治疗哮喘非常重要

心理、情感、情绪等因素参与哮喘发作机制，因此，在对哮喘患者的护理过程中，不仅应做好身体治疗和生活护理，还应当重视并做好心理护理。医务人员和家属都应当积极培养患者良好的情绪，帮助其树立战胜疾病的信心。

良好的心理护理，不仅可以改善患者的身体状况，提高其整体抗病能力，而且能够增强药物治疗的效果，被称为药物心理效应。积极的心理效应可以加强药物的生理效应，帮助患者尽快恢复健康。

心理护理包括哪些方面

（1）关心和帮助。医务人员除了要认真诊治患者外，还应耐心询问了解患者的工作、学习、家庭、经济等情况，并尽量给予帮助。

（2）训练和鼓励。医务人员和家属要帮助患者逐渐学会放松疗法，如呼吸操等，鼓励患者多参加力所能及的活动，这些都有助于消除不良情绪。

（3）暗示与示范。应关心体贴患者，通过暗示、说服、示范、解释，转移患者的注意力，使患者避免出现紧张、焦虑的情绪，保持乐观、稳定的情绪。

（4）适当与有度。许多哮喘患者，往往有懦弱、胆怯、依赖的心理，从整体上削弱了其抗病能力。家庭护理中要掌握分寸，患者能够自理的事情应鼓励其自理，不可过分迁就，要培养其对疾病和困难的心理承受能力。

哪几种因素容易诱发哮喘

哮喘患者情绪不稳定的比例明显高于健康人。他们对外界环境适应能力差，情绪反应强烈且不稳定，易出现焦虑、抑郁情绪。

（1）强烈的精神刺激、焦虑、恐惧、愤怒、激动都可诱发和加重哮喘。

（2）有些哮喘患者看到其他患者哮喘发作，由于紧张、焦虑，不久也会哮喘发作，被称为"情绪感染"。

（3）有的患者以往对某种花过敏，以后见到类似的塑料花也会发生哮喘，被称为"心理暗示"。

（4）有的哮喘患者平时随身携带 β 受体激动剂的定量雾化器，如硫酸沙丁胺醇（喘乐宁），感到心里很踏实，如果突然发现忘带药物，就会突发哮喘，被称为"恐惧扳机现象"。

哮喘患者可能产生哪些负面性格特征

每个人的情绪稳定系数与其性格特征有关，又与其所处环境状况有关。诱发哮喘病的各种负面情绪不仅可以影响哮喘患者的病情、病程以及预后和转归，长此以往，还易转化为负面的性格特征，从而影响到患者生活质量。患者的负面性格特征主要表现为：以我为中心、依赖性强、希望获得别人同情、过分要求别人照顾、幼稚、情绪不稳定、焦虑、烦躁、恐惧、过于敏感、欲望过高、内向、郁闷、自卑、暗示性高等。这些负面性格反过来又使哮喘频繁发作和症状加剧。在两者相互作用下，形成恶性循环。

心理暗示疗法对哮喘患者可起到怎样的作用

心理情绪因素在哮喘首次发病中作为独立诱发因素的情况较少，但随着哮喘反复发作，病史延长，患者的心理负担越来越重，导致在其后的发作中，无论是何种类型的哮喘都经常由于心理情绪应激所诱发。针对心理情绪因素，无论中西医都主张用心理暗示疗法对患者进行引导。心理暗示疗法是一种以语言或某种刺激物为介质，通过含蓄而间接的方式对患者的心理状况施加影响，引导患者重建自信与良好的情绪，对治疗采取积极态度，从而辅助病理治疗的方法。临床研究表明，心理暗示疗法对预防和治疗哮喘都有较好的效果。

为什么说家人的关怀与引导对哮喘患者至关重要

由于哮喘患者长期处于病痛之中，因此心理非常敏感，对家人对待自己的态度更是格外在意。哮喘患者最大的特点是在其平静的表面下隐藏着另一种强烈的情感。患者特别强烈地需要别人对他注意和亲近，但却很少表现，一般要经过一个表面上似乎完全被压抑的时期之后才表露出来。因此，家人一定要多与患者进行沟通交流，主动了解其心理状态，切不可忽视患者心理调节的作用；还要创造一个和谐平等的交流环境；鼓励患者参加集体活动，尽可能培养患者的各种兴趣；还要注意帮助患者重塑性格，锻炼意志，激发他们和正常人一样生活的信心；要说服他们学习自我处理轻症哮喘、先兆症状的办法，使其对自己的病情有一定的了解；还要鼓励他们总结战胜哮喘发作的经验，加强自我控制能力等。这些对预防、缓解和根治哮喘都非常重要。

团体心理咨询和治疗对哮喘患者有哪些益处

哮喘病因繁多，发病机制复杂，心理社会因素在其中扮演着重要角色。因此，哮喘的治疗，除了规范科学的药物治疗外，还需要心理咨询和治疗。

什么是团体心理咨询
团体咨询和治疗是在团体情境中提供心理帮助与指导的一种心理治疗方式。

团体咨询的作用是什么

它通过团体内人际交往的作用，促使个体在交往中通过观察和体验，重新认识自我、探讨自我、接纳自我，调整和改善与他人的关系，学习新的态度与行为方式，从而消除自身的心理障碍，达到更好地融入社会、发展身心的目的。哮喘患者定期接受团体心理咨询和治疗，有助于消除其因病痛而出现的不良情绪，树立战胜病魔的信心，以积极的态度和行为方式融入到正常生活中，同时也有助于其病情的稳定和恢复。

团体心理咨询和治疗的内容应包括哪些

（1）通过心理咨询师的引导和团体心理咨询的治疗，让哮喘患者讲述自己的哮喘管理历程，患者可以从小组中获得病友的支持和鼓励，从他人的哮喘治疗经验中获得治愈哮喘的信心和经验。这一交流过程能够使小组组员认识到可能引发自己哮喘发作的心理和社会因素，对自己的过去有更深层的认识，对自己的观点和行为方式有更加清楚的了解。

（2）对哮喘患者进行心理测查，以便了解患者的心理状况，使其接受到个性化的咨询、建议和服务，对于有需要的患者提供个体咨询和帮助。

（3）团体治疗中应用意象对话技术和放松技术，让患者在意象、想象和放松的状态下，改善免疫系统的功能、调节体内激素的平衡、获得应对压力的技巧、学会管理自己的情绪，这些方能够帮助患者有效地控制哮喘，恢复健康，提高生活质量。

哮喘病的治疗与调养

哮喘患者的医疗体育与运动

什么是医疗体育

医疗体育是运动医学的一个组成部分，是运用各种体育运动方法来治疗创伤和疾病的学科。医疗体育不仅治疗疾病，同时还能促进各种脏器功能的恢复，既对全身有积极影响，又对局部器官产生强有力的作用。医学界把用体育运动治病的方法称为体育疗法，在临床医学及康复医学中占有重要地位。

医疗体育的原则是什么

（1）持之以恒。医疗体育一般要每日或隔日进行，坚持数周、数月甚至数年，才能使疗效逐步累积，达到治疗的目的。

（2）循序渐进。医疗体育的运动量要由小到大，动作由易到难，使身体逐步适应，并在不断的适应过程中提高功能，促使疾病痊愈。突然的大运动量活动，会进一步损害功能，加重病情。

（3）个别对待。疾病的性质、程度不同，或处的阶段不同，患者的体质、年龄、性别各异，所以运动的方式方法和运动量也应作相应的改变。

（4）综合治疗。医疗体育与药物、手术或其他物理治疗方法都是互为补充、相辅相成的。因此在应用中必须全面考虑，以便收到更好的效果。

（5）密切观察。在锻炼中要随时进行观察，了解病情变化，发现不良反应，应及时修改锻炼方法和运动量，必要时由医生定期检查。

医疗体育项目包括哪几类

（1）医疗性体育运动。① 医疗体操，包括各种肢体和躯干运动、呼吸运动、放松运动、矫正运动、协调运动、平衡运动、牵伸练习、本体促进练习、水中运动、拐杖练习、语言训练等。② 传统拳、操。有太极拳、易筋经、八段锦、五禽戏以及各种保健操等。③ 有氧训练法和健身活动。有走、慢跑、自行车、游泳、登山、跳绳、爬楼梯、各种球类运动等。④ 借助器械的活动。有钟摆式器械、滑轮装置系统、等动练习器、渐进抗阻练习、功率自行车、活动平板等。⑤ 职业治疗（亦称劳动治疗）活动。

（2）气功、生物回授。

（3）按摩、牵引。

（4）自然因素锻炼：日光浴、空气浴、冷水浴。

医疗体育对哮喘患者有哪些作用

（1）通过身体的放松消除心理紧张，在一定程度上可缓解支气管痉挛，降低发作概率，减轻发作症状。

（2）通过专门的呼吸练习，可形成新的呼吸运动形式，提高呼吸效率，减少发作次数或减轻发作症状。另外，对肺气肿及肺心病的防治也有积极作用。

（3）体育运动有利于增强机体非特异性免疫机制，从而增强患者对气候、环境的适应性，减少患感冒及呼吸道感染的概率。

（4）可改善心血管的储备功能，增强体质，减少哮喘发作。

哮喘患者能否参加体育运动

哮喘患者在缓解期进行体育锻炼是非常必要的。体育锻炼不仅可以增强患者的体质，增加机体抗病能力和对气候改变的适应能力，同时能增强患者的自信心，特别是对于哮喘患儿，可促进其身心的健康发展。对有运动性哮喘的患者，在锻炼前应给予 β 受体激动剂及色甘酸钠气雾剂预防治疗，锻炼项目无特殊要求，但应避免过于剧烈，应选择以强身健体为主要目的的运动。

哮喘患者适合选择哪些运动项目

为了使哮喘患者的体能锻炼收到预期的效果，必须使运动符合哮喘患者的特点，并科学地、适当地进行锻炼。哮喘患者应当选择自由的竞争性较弱的非竞赛体育项目，例如游泳、划船、打太极拳、练功十八法、体操、羽毛球、散步、骑自行车和慢跑等。哮喘患者通过参加一系列轻松、娱乐性强的运动项目，可以在愉快的心境中达到锻炼身体的目的。

哪些运动项目不适合哮喘患者

哮喘患者在运动时应避免争强好胜的心理，不要勉强去做一些自身身体状况无法承受的运动，如短距离赛跑、长跑、足球、登山、柔道、拳击等。

哮喘患者进行体育锻炼时要注意哪些问题

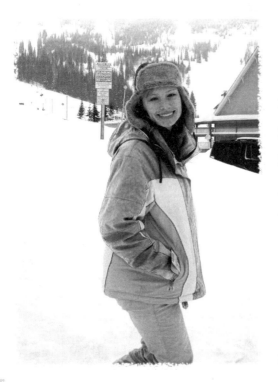

（1）避免在寒冷干燥的地方锻炼。运动后由于呼吸次数增加，会加重气道水分和热量的丢失。干燥寒冷的气候条件会加剧这种情况，可导致气道黏膜渗透压增加、气道内冷却从而诱发支气管痉挛，因此应尽量在温暖、湿润的环境中锻炼。

（2）运动前作充分的热身准备。体育锻炼要遵循先慢后快、循序渐进的原则,切忌急于求成。因患者有不同程度缺氧现象和肺功能障碍,如果突然进行激烈运动可能诱发运动性哮喘或加重缺氧,不仅难达到锻炼目的,而且可能对肺功能造成损伤。

(3)活动量不宜过大。运动量过大会加重心肺的负荷,从而导致心率过快和肺过度通气,并容易诱发哮喘或加重缺氧。因此,哮喘患者宜采取适合自身的运动量,其标准一般以运动时的心率保持在患者最高心率的60%~70%为度。当患者对一定的运动量适应之后再逐渐增加运动量。

(4)切忌在急性发作期运动。处于哮喘急性发作期的患者其身体本已处于缺氧状态,此时进行体育锻炼会加剧体内缺氧状态,此时应积极治疗并充分休息来缓解缺氧状态。因此,哮喘患者的体育锻炼应主要在缓解期进行。

(5)运动前要用药预防发作。有运动性哮喘的患者或运动后症状加重的患者,应在运动前预防性吸入色甘酸钠或硫酸沙丁胺醇(喘乐宁)等 β 受体激动剂,一般吸入10分钟后再进行活动,可以避免绝大多数人哮喘发作。

(6)运动中尽可能不用口呼吸,可用鼻呼吸或戴上口罩以加温、保湿。

哮喘患者冬季锻炼时应注意哪些问题

对于许多人来说,在寒冷的冬天锻炼是一件艰难的事情。而对于哮喘患者,他们所面对的不只是温度的问题,当他们慢跑、滑雪或滑冰时,寒冷的空气可能刺激其呼吸道而引起哮喘发作。因此,哮喘患者冬季锻炼应注意以下几点:

(1)哮喘患者若想冬季进行体育锻炼,必须事先向医生咨询并进行必要检查。处于哮喘发作期的患者不宜进行冬季锻炼。

（2）哮喘患者运动前应多喝一些温水，也可吸入一些能使呼吸道肌肉放松的药物。

（3）哮喘患者外出运动时应多穿几件衣服，最好可防风防雨，以帮助保暖。最好戴一条围巾护住口鼻，避免吸入冷空气。

（4）如果天气太冷，可在室内进行一些活动，如做健身操、打太极拳等，尽量避免外出。

哪些锻炼方法有助于增强哮喘患者的呼吸功能

哮喘患者经常进行呼吸锻炼，有助于改善呼吸系统功能，缓解病情。呼吸锻炼包括"吹瓶子"和"吹口哨"锻炼，配合不间断户外活动，可有效预防哮喘发作。具体方法如下：

（1）吹瓶子法。哮喘患者气体交换发生障碍，需要开放更多的肺泡以补充其损失。医学家们发现，吹笛子的深呼气、吸气动作可以使肺泡开放的数目增多。因此，哮喘患者可模仿这种动作，在一个 500 毫升左右的瓶子里装约 300 毫升水，放置吸管一根，使用腹式呼吸的方法吹瓶中的水，通过水的阻力加强腹肌的力量，增加肺的通气量。另外，吹气球等类似动作也可起到相同作用。

（2）吹口哨法。将双手分置于胸腹部。吸气时用鼻，尽力将腹部挺出；呼气时，将口唇缩拢成吹口哨状，缓慢呼气，同时收缩腹部。呼气要深长，直至把气呼尽，吸气要有气入小腹的感觉。呼与吸的时间之比为 2：3，呼吸次数一般以每分钟 16 次左右为宜。如此每次 20 分钟,每日 2 次。

哮喘患者在做呼吸瑜伽时应注意哪些问题

（1）锻炼应选择空气清新、相对安静的环境进行,清晨是最佳选择。

（2）锻炼前空腹为好。

（3）宜裸足锻炼,有利于身体的平衡。

（4）宜穿宽松一些的衣服,以免妨碍肢体的伸展。

（5）应根据自己的运动耐受量制订锻炼计划,循序渐进,一些暂时不能完成的动作不要强迫自己完成。

（6）锻炼时要进行鼻吸气。因为通过鼻腔吸气可使吸入的空气加温、湿润和鼻毛过滤,减少有害气体对呼吸道的刺激,避免引起支气管痉挛。

（7）进行口腔呼气。因为通过口腔呼气可以延缓呼气气流的下降,提高气道内压,降低气道的动力压迫,使等压点转移到中央气道,防止气道早期闭合引起的肺内气体大量滞留,以显著地改善通气和换气功能。

（8）锻炼中呼吸要深而慢,因为深度呼吸有助于增加肢体的柔韧度,呼吸越深,肢体就会越伸展。

太极拳对哮喘患者有什么益处

太极拳的运动有轻松、自然、舒展、柔和的特点,采用的内功与外功相结合方式,使呼吸、意念与运动三者和谐统一,动作和缓而又连绵不断,可促进消化功能。主要有简式太极拳、四十八式太极拳、陈式太极拳等类别。

太极拳可锻炼身体,增强机体各部分功能,益于哮喘患者病情的稳定和缓解。该运动不但能使锻炼者两臂、手腕、肩、背、腹等肌肉得到放松,柔和的动作还会使人感到轻松愉快、心情舒畅,从而使哮喘患者情绪稳定。太极拳还对人体神经系统的兴奋和抑制过程有很好的调节作用,有助于避免哮喘发作。常打太极拳还对保持肺组织的弹性、胸廓的活动度、肺的通气功能及氧与二氧化碳的代谢功能有积极影响。

耐寒运动对哮喘患者有什么益处

哮喘患者进行耐寒运动的目的是提高患者的耐寒阈值,增强对温度、气候变化的适应性,增强抗寒及抵御上呼吸道感染的能力,从而达到减少哮喘发作、延长缓解期的目的。要达到这一目的,患者必须选择适合自己的锻炼方法,并且循序渐进,持之以恒。

哮喘患者怎样进行耐寒锻炼

哮喘患者进行必要的身体耐寒锻炼,能够较为有效地防治哮喘发作。耐寒锻炼的目的是使人体能够适应寒冷刺激,锻炼时应遵循循序渐进、量力而行、持之以恒三大原则。

(1)耐寒锻炼应循序渐进。哮喘患者宜从夏季起就开始进行耐寒锻炼,如用冷水洗手、洗脸和揉搓鼻部。身体状况允许时,还可用冷水擦身。只有坚持进行这些逐步适应寒冷的锻炼活动,到了秋冬季节,才不会因天气条件的变化而使身体无法承受强度较大的耐寒锻炼。

（2）耐寒锻炼应量力而行。过量的运动只会加重心肺负担，增加耗氧量，反而不利于病情恢复。患者宜在锻炼至心跳、呼吸频率加快时休息 10～15 分钟，待恢复正常后再继续。

（3）耐寒锻炼应持之以恒。从夏练到冬，从冬练到夏，天气好时在户外慢跑、做广播体操或打太极拳，天气不好时在室内以冷水擦身，从天暖之日起，持之以恒，常年不辍，定能提高患者的耐寒能力，从而增强身体的整体素质，稳定哮喘病情。

冷水浴对哮喘患者有哪些好处

冷水浴是指用温度在 5～20℃的冷水洗澡或擦浴。秋季的自然水温正是在这一范围内，因此，很适合在此时节开始冷水浴锻炼。冷水浴有很多健身功能，特别是对增强耐寒力功效极佳，被称作是"血管体操"。进行冷水浴锻炼应注意要循序渐进，洗浴部位应由局部到全身、水温应由高渐低、洗浴时间应由短渐长。

冷水浴并非适合每位哮喘患者，患有严重高血压、冠心病、风湿病、坐骨神经痛、高热及处于哮喘发作期的患者都不可以进行冷水浴。

冷水浴有哪些方法

常见的冷水浴锻炼方法有以下 4 种：
（1）头面浴。即以冷水洗头洗脸。

（2）脚浴。双足浸于水中，水温从 20℃左右开始，逐渐降到 5℃左右。

（3）擦浴。即用毛巾浸冷水擦身，用力不可太猛，时间不宜太长。

（4）淋浴。宜先从 32℃左右的温水开始，逐渐适应后，达到可用自来水淋浴。

经常游泳对哮喘患者有什么好处

哮喘患者在干冷空气环境中进行运动锻炼，易因吸入寒冷而干燥的空气而导致支气管痉挛，引发哮喘。如果在温暖潮湿的空气环境中锻炼则可降低哮喘发作的概率，因此，游泳锻炼特别是温水游泳对哮喘患者特别适宜。游泳对耐寒锻炼、耐力锻炼和呼吸调整都有帮助，尤其有助于呼吸锻炼：游泳时可练习用口呼吸的方式，可帮助患者延长呼气动作，加深呼吸运动的幅度，促进肺内残气的排出，改善肺通气功能。如果患者想做耐寒锻炼，可以从夏季室外游泳逐渐过渡到冬季室内游泳；如果锻炼有素或身体素质好，可进行冬泳锻炼。

哮喘患者经常进行日光浴有哪些益处

哮喘患者多做日光浴可增强身体的御寒能力，增强抵抗力。

哪些地点适合日光浴

空气清新、阳光中紫外线含量丰富的高山、海滨、河岸、湖畔、游泳场,或者露天庭院、阳台上都是日光浴的合适地点。

日光浴可选哪两种方法

日光浴可选的两种方法:

(1)局部日光浴。照射时只露出患病部位,其余部位用衣物遮盖。每次照射 15～30 分钟。此方法适用于初次进行日光浴的患者或体弱者。

(2)全身日光浴。宜按个人体质和病情需要,循序渐进地增加照射的时间和部位。一般先照身体的某一部分,然后逐渐扩大照射范围。顺序依次为背、胸、腹和体侧。照射时间以 15～20 分钟为宜。应采用坐位或卧位,头部用毛巾或帽子遮盖,戴墨镜保护眼睛,不要在照射时看书或睡觉。

日光浴要注意什么

日光浴后,要在阴凉处休息 5～10 分钟,再用温水淋浴后擦身。同时,还应注意在日光浴前多饮开水或淡盐水,以预防中暑和日射病。此外,哮喘患者进行日光浴时,要注意天气变化。日光浴时间要适度,以免引发哮喘。如果在日光浴时出现皮肤潮红、灼痛、瘙痒等症状,应立即停止照射。日光浴后如有头痛、失眠、体重下降等不良反应,可减少照射时间或停止照射。

哮喘患者怎样做呼吸保健操

(1)预备运动。原地踏步拍手。

(2)擦鼻运动。身体直立,两脚分开与肩同宽,两手食指在鼻两侧迎香穴上下揉按,第四拍时沿鼻经眉尖擦过太阳穴向两颊往下擦面部,反复进行。

（3）颈部运动。立姿同上,两手叉腰,颈部向前低向后仰各两次,向左右各转动两次,反复进行。

（4）扩胸运动。立姿同上,两臂自然下垂,双手半握拳,拳心向内;两臂向前平伸,拳心向下;两臂胸前平屈,拳心向下,向后振两次;然后两臂向两侧展平,用力向后振两次后垂放于体侧。

（5）腹式呼吸运动。立姿同上,双手置腹部,随吸气两手外展,呼气时两手向下按压腹部。

（6）转体运动。立姿同上,先向右转体,同时两臂侧平举吸气后回正;两臂在胸前交叉呼气。左转亦然。

（7）模仿游泳运动。立姿同上,两手手心向上,置于腰间两侧,吸气;上体前倾90°,同时两臂向前伸展,拳心向下,低头呼气。

（8）深呼吸运动。立姿同上,两臂自然下垂,抬头挺胸向斜上方举两臂,用鼻做深而慢的吸气;两臂随上身前屈,逐渐下伸至脚部,同时将气呼出,两臂伸直。

（9）跳跃运动。原地跳跃,两手随音乐轻拍胸部。

（10）放松运动。1～4拍两臂侧平举,5～8拍上体前倾,两臂交于胸前放松摆动。

哮喘患者怎样做内养功

内养功属于静功,强调默念字词、呼吸停顿、舌体起落、气沉丹田等动作,具有大脑静、脏腑动的锻炼特点,以下为功法的姿势：

（1）侧卧式。侧卧于床上，头微前俯，头之高低以枕调节。头颈放正稍稍抬高，脊柱微向后弓。右侧卧时，右臂自然弯曲，5指舒伸，掌心向上，置于身前枕上，距身6厘米左右；左臂自然伸直，五指张开，掌心向下，放于同侧髋部。右腿自然伸直，左腿膝关节屈曲约成120°角，其膝轻放于右腿膝部。如为左侧卧，则四肢体位与之相反而置。

（2）仰卧式。平身仰卧床上，头微前俯，躯干正直，两臂自然舒展，十指舒展，掌心向下，放于身侧，两腿自然伸直，脚跟相靠，足尖自然分开。

（3）坐式。端坐于椅上，头微前俯，躯体端直，挺胸拔背，松肩垂肘，十指舒展，掌心向下，放于大腿膝部；两脚前后平行分开，与肩同宽，小腿与地面垂直，膝关节屈曲90°，座椅高度不适，可在臀下或脚下垫物调节。

（4）壮式。具体要求与仰卧式基本相同，只需将枕垫抬高24厘米左右，肩背呈坡形垫实，不可悬空，两脚并拢，掌心向内，紧贴于大腿外侧。

内养功呼吸法怎样做

内养功呼吸法较为复杂，要求呼吸、停顿、舌动、默念四种动作相互结合，常用呼吸法有以下三种：

（1）以鼻呼吸，先行吸气达小腹，吸气后不立即呼气，而稍作停顿，停顿后再把气缓慢呼出。默念词句配合，一般先由3个字开始，以后可逐渐增多字数，但不超过9个字。选择具有轻松、美好、含意的词。默念要与呼吸舌动密切结合起来。

（2）以鼻呼吸，或口鼻兼用，先行吸气，不停顿，随之徐徐呼出，呼毕再作停顿。此法默念字句的内容与第一种呼吸法相同。其配合为吸气时默念第1个字，呼气时默念第2个字，停顿时默念剩余的字。

（3）用鼻呼吸，先吸气少许即停顿，默念第1个字；随即以舌抵上腭默念第2个字；再较多量吸气，将气引入小腹，同时默念第3个字；吸气毕，不停顿，即徐徐呼出，随之落舌，周而复始。此法默念3字为宜。

内养功意守法怎样做

意守是指练功时意念集中于某物或某形象。意守具有集中精神、排除杂念的作用，是气功疗法中的重要手段。常用的意守法有如下3种：

（1）意守丹田法。丹田在脐下1～5寸处，位于气海穴。在意守时不必拘泥于分寸，可想象以气海穴为圆心的一个圆形面积，设在小腹表面，也可想象为一个球形体积，设在小腹之内。意守丹田，则元气益壮，百病消除。本法较为稳妥，不易产生头、胸、腹3部症状，同时结合随呼吸进行的节律性腹壁起伏运动去意守，能较好地达到集中思想、排除杂念的目的。

（2）意守膻中法。意念默默回忆两乳之间以膻中穴为中心的一个圆形面积或意守剑突之下心窝区域。

（3）意守脚趾法。两眼轻闭，微露一线之光，意识随视线集中于脚的拇指，也可闭目，默默回忆脚趾形象。杂念较多无法集中时，宜用此法。

哮喘患者的
饮 食 调 养

由于多数哮喘患者为过敏性体质，往往会对食物中所含的某些物质产生过敏反应，因此，哮喘患者的饮食原则上要求做到相对单一化，即多吃一些常见的不会引起哮喘发作的食物。

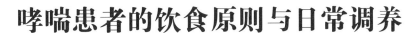

哮喘患者的饮食原则与日常调养

哮喘患者的饮食原则是什么

　　由于多数哮喘患者为过敏性体质，往往会对食物中所含的某些物质产生过敏反应，因此，哮喘患者的饮食原则上要求做到相对单一化，即多吃一些常见的不会引起哮喘发作的食物；对于那些稀有不常吃的食品，一般要少吃；在吃以前未吃过的食物时，应从少量开始，一旦出现过敏征象，应立即停止食用。

　　哮喘患者的饮食宜清淡，多吃新鲜的主食和菜肴，多饮水，多吃新鲜蔬菜和水果及富含维生素 C、维生素 A 和维生素 D 的食物。因为维生素 C、维生素 A 和维生素 D 有修复哮喘患者支气管黏膜损伤的作用。

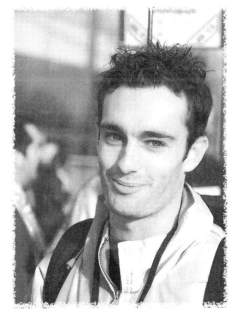

　　哮喘患者应避免吃可能引起过敏的食物，如：油菜花、虾

皮、虾米、螃蟹、菠菜、毛笋等,不吃放置过久的陈菜、咸菜、麦类。另外,有些刺激性食物,如辣椒、茴香、咖喱等也不宜多食。浓茶、咖啡、碳酸饮料更是哮喘患者的大忌。

适合哮喘患者调养的食谱

主食类

◉ 百果蜜糕

用料:糯米粉1500克,核桃仁25克,松子仁25克,南瓜子仁25克,蜜枣10克,白糖各适量。

制法:蜜枣去核,同核桃仁一起切碎,加糯米粉、白糖、松子仁、南瓜子仁和水搅拌均匀。笼内垫上纱布,放入拌好的糕粉,以武火蒸10分钟左右。待糕粉由白色转呈玉色,取出,倒在台板上,用湿布盖住,趁热揉至光滑,再搓成宽约6厘米的条状。冷却后,切成1厘米厚的薄片即成。

功效:补益中气,温肺定喘。适宜虚劳咳嗽的哮喘患者食用。

◉ 玫瑰枣糕

用料:枣(干)150克,慈姑60克,核桃30克,猪板油50克,鸡蛋2个,甘薯90克,猪网油60克,西瓜皮15克,玫瑰花6克,白糖各适量。

制法:用铁丝网盛红枣置火上,边烧边簸动,烧至枣皮变黑,用水泡5分钟,捞起擦去黑皮,并去核留肉;板油去筋,与枣肉分别剁成泥；甘薯煮熟去皮，压成蓉；鸡蛋打散后搅匀；西瓜皮洗净切片；慈姑洗净；核桃仁用沸水泡后，去皮，入油锅中炸黄捞出；核桃仁、瓜片、慈姑分别切成丁备用。将剁好的枣泥、板油和甘薯泥装入容器内，加入核桃仁、瓜片、慈姑、白糖、玫瑰、鸡蛋液等拌匀。网油铺于碗底，把拌好的枣泥放入网油内，用手压平，用湿绵纸密封，上笼蒸40分钟，出笼揭去网油，撒入白糖即成。

功效：滋阴补血，清热敛肺，化痰止咳。孕妇和便秘者不宜多食。

◈ 雪花马蹄糕

用料：荸荠2000克，白糖适量。

制法：荸荠洗净，一部分切粒，另一部分用水浸泡，捞出磨成粉，碾干水分，晒成硬块，制成马蹄粉，用水稀释成浆备用。锅内加水，放入白糖，烧沸后冲入马蹄浆内，成半糊状装入容器，撒上马蹄粒上笼蒸熟即成。

功效：清热生津，润燥化痰。脾胃虚寒者不宜多食。

◈ 姜味牛肉饭

用料：大米500克，牛肉150克，姜、酱油、花生油、葱各适量。

制法：牛肉洗净并剁成肉泥；姜洗净碾压出汁；葱洗净切末；大米淘净后，水煮至八分熟，捞出沥干备用。牛肉泥加姜汁、酱油、花生油、葱末调匀，与米饭和匀，上笼蒸1小时即成。

功效：补中益气，化痰息风。适宜中气下陷、气短体虚的哮喘者食用。

◈ **清明菜糯米饭**

　　用料：清明菜 500 克，糯米 1000 克，猪油（炼制）、盐、葱各适量。

　　制法：清明菜洗净切碎；葱切成葱花；糯米淘净备用。锅内加油烧热，下葱花煸香，投入清明菜煸炒，加盐炒至入味，加水适量，放入糯米拌匀，烧沸后，改为文火煮熟即成。

　　功效：益气润肺，化痰定喘。

◈ **萝卜丝饼**

　　用料：面粉 500 克，白萝卜 500 克，猪板油 50 克，熟火腿 25 克，盐、料酒、鸡精、葱花、植物油各适量。

　　制法：面粉 200 克加油揉成干油酥；另 300 克加油和温水揉成水油酥。两种面团各分出 10 个面剂，将干油酥逐个包入水油酥面内，手压成圆形皮。白萝卜洗净切丝，加盐稍腌后挤干。猪板油切成小丁，用料酒和盐渍片刻。将油浇泼在葱花上与板油丁、火腿丝、鸡精拌匀成馅，包入酥皮内煎至两面熟透即成。

　　功效：清热顺气，化痰止咳。适宜咳嗽多痰、食积不消的哮喘患者食用。

◈ **糖橘饼**

　　用料：橘子 500 克，白糖适量。

　　制法：橘子去皮、核，放入容器，加白糖，腌渍 1 日。锅内加水，放入橘子，文火熬至汁稠。橘子瓣压平成饼，拌入白糖，阴干后装入瓷罐即成。

功效：润肺止咳，开胃理气。适宜肺热咳嗽的哮喘患者食用。

◆ 南瓜饺

用料：鲜猪肉 250 克，南瓜 500 克，鸡蛋 1 个，小麦面粉 250 克，葱、姜、植物油、盐、鸡精各适量。

制法：鲜猪肉绞成肉馅。南瓜去皮，去子，切成细粒，加入葱花、姜末、盐、鸡精，鲜肉馅拌匀成南瓜馅。将面粉、盐、鸡蛋加水搅匀，揉搓成面团，分成面剂若干，擀成面皮备用。面皮入馅包成饺子，煮熟即成。

功效：补中益气，开胃健脾。气滞湿阻患者忌食。

◆ 鲅鱼饺

用料：鲅鱼肉 300 克，肥膘肉 150 克，荸荠 100 克，小麦面粉 250 克，韭黄 20 克，鸡蛋 1 个，姜、盐、鸡精、胡椒粉、淀粉、香油各适量。

制法：鲅鱼肉洗净，去骨去皮，切成细粒；肥膘肉蒸熟后切细粒；姜切成末；鸡蛋打成蛋液；荸荠、韭黄切细粒。鲅鱼粒放入容器，加盐、鸡精、胡椒粉、姜末、香油及适量水拌匀。再加入肥膘粒、荸荠粒、韭黄粒、淀粉拌匀成馅。将面粉、盐、蛋液、水混合揉搓成面团，分成面剂，擀成面皮，再用馅包成饺子，煮熟即成。

功效：清热生津，润燥化痰。脾肾虚寒和血瘀患者忌食。

◈ **四仁包子**

用料：松子仁 15 克，核桃仁 15 克，甜杏仁 25 克，花生仁 20 克，面粉 350 克，发酵粉、碱水、白糖、植物油各适量。

制法：将 4 种果仁剁碎，放油、白糖、面粉，抓匀成馅备用。将面粉、发酵粉加水和匀，发酵后将碱水揉入。加白糖、植物油揉匀分成面剂，擀成面片，入馅包好后，上笼蒸熟即成。

功效：养血益气，温肺平喘。适宜久咳久喘的哮喘患者食用。

粥 类

◈ **黑芝麻红枣粥**

用料：粳米 150 克，黑芝麻 20 克，红枣 25 克，白糖适量。

制法：粳米洗净，浸泡后沥干；红枣洗净后去核；黑芝麻用文火炒香，研末备用。锅中注入冷水，放入粳米和红枣，以武火烧至水沸；改文火煮至米粥烂熟，放入黑芝麻及白糖调味，稍煮片刻后即成。

功效：补肾益气，富含维生素 A，有助于修复支气管损伤。适宜老年哮喘患者食用。

◈ **白果粥**

用料：糯米 150 克，白果（鲜）120 克，白糖适量。

制法：糯米洗净，加水浸泡 20 分钟后，移到炉火上煮开，再改文火煮 10 分钟。白果洗净，加入粥内同煮至熟后，加入白糖调味即成。

功效：温肺益气，清热定喘。

◈ **白扁豆粥**

用料：粳米 100 克,白扁豆 120 克,冰糖适量。

制法：粳米洗净,冷水浸泡半小时,捞出沥干;白扁豆洗净。锅中放入粳米后加水,用武火煮沸后,下入白扁豆,改文火煮成粥;粥内加入冰糖,搅匀后稍焖片刻,待冰糖溶化即成。

功效：补血和中,消暑化湿。适宜脾虚胃弱、肿热咯血的哮喘患者食用。

◈ **黑木耳粥**

用料：粳米 100 克,黑木耳 5 克,红枣 5 克,冰糖适量。

制法：木耳泡发,洗净,撕成瓣状;粳米和大枣洗净。将所有原料一起放入锅内加水,以武火烧至水沸,改文火煮至木耳烂熟、粳米成粥后,加入冰糖即成。

功效：滋阴润肺,益气和血。有出血症状患者忌食。

◈ **枇杷银耳粥**

用料：粳米 100 克,枇杷 40 克,银耳(干)30 克,冰糖适量。

制法：粳米洗净;枇杷洗净,去皮,切成两半,剔去果核;银耳泡发,洗净,撕碎备用。取锅加入冷水、银耳、粳米,以武火煮沸,改文火煮至粳米成粥,加枇杷、冰糖,再煮沸 3 次即成。

功效：清热润肺,益气生津。痰热的哮喘患者忌食。

◈ **百合莲子绿豆粥**

用料：大米 200 克,百合(干)25 克,莲子 50 克,绿豆

50 克,冰糖适量。

制法:米洗净;百合洗净切小块;莲子剔去中心,洗净备用。锅内加水烧开,加入大米、莲子、绿豆煮沸,再改中火煮半小时,加入百合、冰糖煮沸即成。

功效:养阴止咳,清心利咽。风寒及脾虚便溏患者忌食。

◈ 猪肺萝卜粥

用料:糯米 100 克,猪肺 100 克,白萝卜 50 克,料酒、盐、香油、鸡精、胡椒粉、葱、姜各适量。

制法:糯米洗净,用冷水浸泡一夜,捞出沥干;葱、姜洗净切末;猪肺洗净,煮熟切丝;白萝卜洗净,去皮,切丝备用。锅内放入香油烧热,下猪肺丝、白萝卜丝煸炒片刻,加料酒、葱末、姜末、盐、鸡精炒匀,盛出。糯米入锅加水,以武火煮沸,改文火煮至米烂汤浓,再加猪肺丝、白萝卜丝稍煮,加胡椒粉即成。

功效:益肺理气,化痰止咳。适宜咳嗽多痰,食积不消的哮喘患者食用。

◈ 鹌鹑山药米粥

用料:粳米 100 克,山药 50 克,鹌鹑肉 300 克,姜、葱、盐各适量。

制法:鹌鹑去毛,内脏,洗净,去骨,切块;山药洗净;姜、葱洗净,姜切片,葱切段;粳米淘净备用。锅内加水烧热,倒入粳米、山药、鹌鹑肉,武火煮沸后,改文火煮,将熟时加入姜片、葱段、盐即成。

功效:温肺益肾,止咳定喘。便秘患者不宜食用。

◈ **银鱼苋菜粥**

用料：粳米 200 克,银鱼 100 克,苋菜 25 克,盐、料酒、胡椒粉各适量。

制法：粳米洗净,用冷水浸泡半小时;苋菜洗净,焯水烫透,切段;银鱼洗净备用。锅内加水,加入粳米,以文火煮至黏稠,放入苋菜及银鱼煮熟,加入盐、料酒、胡椒粉,调拌均匀即成。

功效：清热解毒,润肺益气。消化不良者不宜多食。

◈ **牛奶杏仁粥**

用料：牛奶 200 克,大米 100 克,苦杏仁 60 克,白糖适量。

制法：杏仁用开水烫,去皮,用搅拌机搅成泥状;大米淘洗干净备用。锅内加水,倒入大米,用武火煮沸,再改文火煲成粥,放入杏仁泥和牛奶,搅匀煮沸,加入白糖即成。

功效：益肺润燥,下气除喘。过敏者忌食。

◈ **茉莉竹荪汤**

用料：竹荪(干)15 克,茉莉花 50 克,鸡胸脯肉 150 克,姜汁、盐、鸡精、高汤各适量。

制法：竹荪用淘米水泡透,洗净,切成斜长条;鸡胸脯肉碾成蓉,用水化开;鲜茉莉花揉开备用。锅内加入高汤烧开,倒入鸡蓉,待鸡蓉浮起汤面,放入竹荪、盐、姜汁、鸡精煮沸,倒入盖碗内,把茉莉花撒在上面即成。

功效：润肺益气,清热解毒。皮肤病患者忌食。

菜肴类

◈ 杏仁拌三丁

用料：西芹 100 克，杏仁 50 克，黄瓜 80 克，胡萝卜 20 克，盐、鸡精、香油各适量。

制法：杏仁洗净，黄瓜、西芹、胡萝卜洗净切丁备用。锅内注入水烧开，放入杏仁、西芹，胡萝卜丁略焯，加黄瓜丁、盐、鸡精、香油拌匀即成。

功效：温中润肺，下气除喘。虚热、热痰者忌食。

◈ 桔梗三丝

用料：桔梗 100 克，黄瓜 50 克，胡萝卜 50 克，盐、鸡精、香油、白糖各适量。

制法：黄瓜、胡萝卜洗净切丝；桔梗去老皮，撕成丝，与黄瓜丝、胡萝卜丝以及盐、鸡精、香油、白糖拌匀即成。

功效：宣肺利咽，下气止咳。适宜高胆固醇患者食用。阴虚久咳及气逆咯血者忌食。

◈ 四色冻

用料：杏仁 25 克，山楂糕 50 克，豌豆 100 克，橙子 100 克，牛奶 200 毫升，豆瓣菜 5 克，白糖适量。

制法：豌豆煮熟后制成泥，用纱布滤去汁；山楂糕加 2 汤匙水制泥；橙子洗净，去皮榨成汁；杏仁浸泡，去皮，研碎成浆，再加入少量水，用纱布滤汁备用。锅内加水，下入豆瓣菜煮化，加入白糖，制成糖汁，分盛在 4 个碗内。将豌豆汁、山楂泥、橙子汁、杏仁汁各加牛奶，分别倒入盛有糖汁的碗里，搅拌均匀。置冰箱中凝结成 4 种不同颜色的冻子,用刀划成斜方块即成。

功效:温中润肺,下气除喘。乳制品过敏者忌食。

◈ **矿泉水腌萝卜条**

用料:白萝卜 500 克,柿子椒 100 克,盐、鸡精、白糖、酱油、八角各适量。

制法:白萝卜洗净,切条;红辣椒洗净,切条备用。白萝卜条和红辣椒条放入容器中,倒入适量矿泉水,加入八角、白糖、盐、鸡精、酱油拌匀,腌制 24 小时即成。

功效:健脾益气,清热化痰。适宜咳嗽多痰,食积不消的哮喘患者食用。

◈ **黄瓜拌肺片**

用料:猪肺 300 克,黄瓜 100 克,酱油、醋、鸡精、胡椒粉、大蒜各适量。

制法:猪肺洗净切块,入锅煮熟,凉后切成片;大蒜拍碎剁成泥;黄瓜洗净,切片备用。将黄瓜片和肺片倒入容器中,加入酱油、醋、鸡精、胡椒粉拌均匀即成,蘸蒜泥食用。

功效:利肺益气,清热消食。

◈ **蜂蜜拌芦荟**

用料:芦荟 100 克,银杏(鲜)200 克,蜂蜜 400 克,盐适量。

制法:芦荟洗净去皮,叶肉切片;银杏煮熟,去皮。将芦荟、银杏装入瓶中,加入少许盐,倒入蜂蜜,瓶口密封保存即成。

功效：清热抗炎，利肺益气。适宜脾胃虚弱，有炎症的哮喘患者食用。

◈ 白菜心拌海蜇丝

用料：海蜇皮 250 克，白菜 200 克，香菜 50 克，大蒜、盐、鸡精、白糖、醋、香油各适量。

制法：海蜇皮洗净，切丝；白菜洗净，取菜心切成片；大蒜捣碎成泥备用。将海蜇丝浸泡 12 小时，略焯，再浸泡 2 小时，捞出沥干，与菜心同放入容器中，加入蒜泥、盐、鸡精、白糖、醋、香油拌匀，撒上香菜即成。

功效：清热解毒，化痰软坚。适宜阴虚多痰的哮喘患者食用。

◈ 胡萝卜拌白菜心

用料：白菜心 500 克，胡萝卜 100 克，芝麻酱、白糖、香油、米醋各适量。

制法：白菜心、胡萝卜洗净，切丝备用。将芝麻酱加入香油调开，浇在菜丝上，加白糖、米醋拌匀即成。

功效：补中健食，宽中下气。适宜食积不消的哮喘患者食用。

◈ 花生仁拌茼蒿

用料：茼蒿 300 克，花生仁 250 克，鸡精、盐、醋、花椒、植物油各适量。

制法：锅中注油烧热，炸花椒至炸出香味，花椒油留用。茼蒿洗净，切细末；花生米去皮，碾碎，两者同入容器中加盐、鸡精、醋、花椒油拌匀即成。

功效：补脾胃，利肺祛痰。适宜气胀食滞、口臭痰多的哮喘患者食用。

◉ **葱油芦荟海蜇丝**

用料：芦荟 100 克，海蜇皮 100 克，醋、鸡精、盐、香油、葱各适量。

制法：海蜇皮洗净，切丝，略焯后捞出；葱洗净，切成葱花；取芦荟的叶肉，入锅加水煮 5 分钟后捞出，切丝备用。醋、鸡精、盐、香油、葱花兑成汁，浇在海蜇皮上，铺上芦荟丝即成。

功效：清热消毒，利肺益气。适宜阴虚多痰的哮喘患者食用。

◉ **清炒藕片**

用料：莲藕 300 克，盐、鸡精、植物油各适量。

制法：莲藕洗净切片。锅内注油烧热，加入藕片翻炒，调入盐、鸡精即成。

功效：消热生津，润肺理气。

◉ **熘玉兰片**

用料：玉兰片 30 克，鸡蛋 2 个，素火腿 5 克，香油、盐、鸡精、大葱、姜、淀粉、素高汤各适量。

哮喘病的治疗与调养

制法：葱、姜切末。素火腿、玉兰片洗净，沥干，切丁，加入淀粉、素高汤、盐、鸡精、葱末、姜末，加入鸡蛋调匀备用。锅置火上，注油烧热，倒入蛋汁，不断搅动几分钟，淋入香油即成。

功效：润肺定喘，止咳化痰。皮肤生疮化脓及肾炎患者不宜多食。

◈ 三色炒百合

用料：百合100克，柿子椒20克，西芹20克，黑木耳20克，花生油、盐、鸡精、白糖、淀粉、姜各适量。

制法：百合洗净；柿子椒洗净，切片；西芹去筋，切片；黑木耳洗净，切片备用。锅内注入水烧开，放入百合、西芹片、黑木耳片，中火煮片刻后捞出。锅内注入油烧热，加入姜片、柿子椒片翻炒，放入百合、西芹片、木耳片、盐、鸡精、白糖，中火炒至入味后，勾芡即成。

功效：养阴润肺，止咳平喘。风寒及脾虚便溏患者忌食。

◈ 白扒口蘑

用料：口蘑450克，白果（干）15克，陈皮6克，植物油、葱、姜、盐、鸡精、香油各适量。

制法：口蘑洗净，切梳子花刀；白果去皮，泡发；陈皮泡后切丁；葱、姜洗净，切末备用。锅内注入油，用葱末、姜末爆锅，倒入口蘑、白果、陈皮，加盐、鸡精、香油翻炒均匀即成。

功效：敛肺定喘，祛痰止咳。对菌类过敏者忌食。

◈ 白果鸡蛋

用料：鸡蛋1个，白果2～3枚。

制法：白果去壳，取仁研末。鸡蛋上钻一个小孔，将白果仁末灌入，用纸糊孔，蒸熟即成。

功效：敛肺定喘，祛痰化咳。皮肤生疮化脓及肾炎患者不宜多食。

◈ 鸡蛋卷

用料：小麦面粉 1000 克，杏仁 500 克，鸡蛋 7～8 个，香油、花生油、白糖、苏打粉各适量。

制法：鸡蛋打匀，加入白糖、苏打粉、香油、花生油后继续打，打散后加水稍搅，倒入面粉，翻拌均匀成糊状。烤盘刷油，把调好的蛋糊装入带平口挤嘴的布袋里，卷紧袋口用力把蛋糊挤入烤盘成直条，撒入杏仁，颠簸使杏仁末粘满粘牢在蛋糊上。入烤炉，以中火烘烤，见杏仁条呈金黄色即成。

功效：温肺益气，下气定喘。皮肤生疮化脓及肾炎患者不宜多食。对鸡蛋过敏者忌食。

◈ 木耳蒸鸭蛋

用料：黑木耳（干）10 克，鸭蛋 1 个，冰糖适量。

制法：黑木耳用温水泡发，洗净，切碎。鸭蛋打散搅匀，加入黑木耳、冰糖、水，搅拌均匀，隔水蒸熟即成。

功效：补虚理气，润肺止咳。适宜肺虚咳嗽的哮喘患者食用。

◈ 双耳听琴

用料：黑木耳 30 克，银耳 30 克，芹菜 10 克，盐、鸡精、料酒、香油各适量。

制法：黑木耳、银耳用温水泡开，洗净，去蒂，撕碎；芹菜洗净，切段备用。将木耳、银耳、芹菜用开水略焯，加入盐、鸡精、料酒、香油调味拌匀即成。

功效：润肺益气，化痰止咳。适宜气虚血亏、肺虚咳嗽的哮喘患者食用。

◈ **蚧柳烩冬瓜**

用料：冬瓜 150 克，日本蚧柳 100 克，生姜、葱、花生油、盐、味精、白糖、鸡精、高汤、麻油各适量。

制法：冬瓜去子去皮，切成菱形块，放入沸水中略焯；日本蚧柳切菱形段；生姜切菱形片，葱切段备用。锅内注油烧热，放入姜、葱煸香，注入高汤，加入冬瓜、日本蚧柳，调入盐、味精、白糖、鸡精，烩至入味，勾芡后淋入麻油即成。

功效：清热消炎，润肺止咳。适宜肺热咳喘的哮喘患者食用。

◈ **栗子壳煲糖冬瓜**

用料：栗子（鲜）40 克，冬瓜 60 克。

制法：栗子去肉留壳，洗净；冬瓜洗净，用白糖腌制备用。将栗子壳、糖冬瓜放入锅中，加水煮约 15 分钟即成。

功效：清热解暑，化痰消喘。虚寒肾冷患者忌食。

◈ **栗子焖大芥菜**

用料：大叶芥菜 375 克，鲜栗子 150 克，干香菇 25 克，姜、葱、盐、白糖、素汤、淀粉、色拉油各适量。

制法：芥菜缨洗净切片，略焯后沥干；栗子肉略煮后去衣,入水蒸半小时至软透;香菇去蒂,洗净,加油10克拌匀;葱、姜洗净,葱切成葱花,姜切片。锅中注入油烧至五成热,入葱、姜煸香,入芥菜缨煸透,加入素汤、精盐、白糖,焖15分钟后煮,放入香菇再焖片刻,再放入栗子,勾芡即成。

功效:温中利气,宣肺豁痰。适宜气管炎咳喘、内寒泄泻者食用。

◈ 翡翠三丝

用料:芥菜150克,猪里脊肉150克,竹笋100克,粉丝80克,鸡蛋清35克,玉米面(黄)20克,色拉油、盐、胡椒粉、高汤各适量。

制法:将芥菜切成丝;粉丝用热水泡开,放入微波炉内,以高火烹煮5分钟,取出沥干;竹笋洗净切成丝;将里脊肉切成丝,加水、盐、鸡蛋清、玉米粉拌匀备用。锅内放油烧热,倒入肉丝并迅速煸炒,再加入芥菜丝,笋丝,盐、玉米粉、高汤用武火煸炒,将熟时,撒上胡椒粉,盛在粉丝上即成。

功效:温中利气,益肺平喘。适宜心胃有热、痰热咳嗽的患者食用。

◈ 炒丝瓜

用料:丝瓜250克,植物油、盐各适量。

制法:将丝瓜去皮,洗净,切片备用。锅置火上,注入油烧至六成热,倒入丝瓜煸炒至熟,加盐调味即成。

功效:清热化痰,凉血解毒。体虚内寒及腹泻者忌食。

◈ **丝瓜酿豆腐**

用料：豆腐 150 克，丝瓜 400 克，盐、鸡精、淀粉、香油、葱、姜各适量。

制法：丝瓜去皮，洗净，切成小节，去瓤；豆腐放入碗中加盐、干淀粉，捣烂成泥，拌匀成豆腐馅；葱、姜洗净切成丝。豆腐馅放入丝瓜节内，上笼屉蒸 8 分钟后取出备用。锅内注入油烧热，放入葱、姜丝稍煸，放入鸡汤、盐、鸡精烧沸，用湿淀粉勾薄芡，注入香油即成。

功效：清热解毒，化痰止喘。适宜身热烦渴的哮喘患者食用。脾胃虚寒和便溏者忌食。

◈ **豉汁蒸腐竹**

用料：腐竹 200 克，豆豉 30 克，玉米淀粉 10 克，盐、鸡精、白糖、花生油、姜、花椒、八角、香油各适量。

制法：腐竹泡透，沥干，切段；豆豉剁碎备用。锅内注入油烧热，放入花椒、八角炸香后拣出，油内放入豆豉炒香，浇在腐竹段上，再加盐、鸡精、白糖、淀粉、姜末、香油拌匀，上屉蒸 20 分钟即成。

功效：润肺益气，化痰定喘。肾病患者忌食。

◈ **花生焖腐竹**

用料：花生仁（生）60 克，腐竹 60 克，香菇（鲜）30 克，姜、腐乳汁、豆豉、八角、白砂糖、黄酒、酱油、香油、盐、淀粉、色拉油各适量。

制法：花生米水浸 40 分钟，加八角后水煮至软透，沥干；香菇洗净，去蒂，加白糖、色拉油拌匀，腌半小时；腐竹入滚油

哮喘病的治疗与调养

炸至起锅后捞起,浸软,切段;豆豉磨碎备用。锅中注入油烧热,放入姜、乳腐汁、豆豉、料酒煸香,加酱油、白糖、精盐、水,再放入腐竹、花生煮开,用慢火焖5分钟,下香菇再焖10分钟,勾芡即成。

功效:润肺化痰,抗炎清咽。肾病患者忌食。

◈ 佛手珠子

用料:佛手瓜 500 克,白果 50 克,熟栗子 50 克,白萝卜 100 克,胡萝卜 100 克,黄瓜 50 克,香菇 50 克,植物油、香油、蚝油、白砂糖、淀粉、盐、鸡精各适量。

制法:佛手瓜、胡萝卜、白萝卜、黄瓜洗净,都挖成球状;白果、栗子、香菇略焯。锅中注入油烧至四成热,放入佛手球、胡萝卜球、白萝卜球、白果、栗子、香菇过油,捞出后控油,再倒入锅中,注入鸡汤,加蚝油、白糖、精盐、鸡精烧开,勾芡后淋入香油即成。

功效:理气化痰,止咳平喘。适宜湿痰咳嗽、哮喘、慢性支气管炎患者食用。

◈ 西葫芦盅

用料:西葫芦 1 个,蜂蜜适量。

制法:西葫芦洗净,去瓤。蜂蜜倒入去瓤的西葫芦中,上笼蒸熟即成。

功效:清热解毒,润肺止咳。

◈ **黄金山药条**

用料：山药 500 克，熟咸鸭蛋 5 个，花生油、白糖、鸡精各适量。

制法：山药去皮，切条；咸鸭蛋取其黄用刀压碎，加入白糖、鸡精调匀备用。锅内油烧至五成热，加山药条，炸至金黄色捞出。锅内重注入油，放入咸鸭蛋黄、山药条炒拌均匀即成。

功效：润肺益气。适宜肺气虚燥、痰喘咳嗽者食用。便秘患者不宜食用。

◈ **蒜蓉油麦菜**

用料：油麦菜 300 克，色拉油、盐、鸡精、大蒜各适量。

制法：油麦菜洗净，切段；大蒜洗净，切末。锅内注入油烧热，放入油麦菜，加鸡精和盐煸炒至油麦菜呈绿色，放入蒜末即成。

功效：消燥热，润肺益气。孕妇和小儿麻疹患者忌食。

◈ **罗汉素什锦**

用料：素火腿 50 克，素鸡 25 克，鲜蘑 50 克，香菇（鲜）50 克，冬笋 50 克，栗子（鲜）50 克，白果（鲜）50 克，番茄 25 克，油菜 25 克，莲子 25 克，盐、鸡精、淀粉、绍酒、香油、植物油各适量。

制法：鲜蘑、香菇、油菜略焯；笋切块；白果、栗子去壳，洗净；素鸡切块；番茄去皮、去子，切片；莲子、白果、栗子蒸酥熟；素火腿切薄片备用。锅内注入油，鲜蘑、香菇、笋肉入锅煸炒片刻，再放入素鸡、莲子、白果、栗肉、番茄，烹入绍酒，加盐和沸水,以武火把汤汁收浓到一半,入鸡精,勾芡,淋入香油,配素火腿、油菜装盘即成。

功效:润肺益气,止咳定喘。

◈ **银鱼烩薏苡仁**

用料:银鱼450克,薏苡仁150克,姜、葱、盐、胡椒、淀粉各适量。

制法:薏苡仁泡发;葱姜洗净,葱切葱花,姜切片;银鱼去杂洗净,略汆备用。锅中加水、姜片、鸡精、盐、胡椒烧沸,放入银鱼和薏苡仁烧熟,撒上葱花即成。

功效:润肺益气,健脾善胃。适宜脾虚胃弱、肺虚咳嗽的哮喘患者食用。

◈ **一品薯包**

用料:红薯400克,白莲子75克,百合50克,白果50克,水发香菇50克,豆腐皮3张,花生油、盐、鸡精、水淀粉各适量。

制法:莲子洗净,去皮,用水煮至酥烂;白果、香菇、红薯切小块。锅中注入油烧热,放入白果、百合、香菇、薯粒炒匀,加汤烧熟,放入莲肉、盐、鸡精,勾芡后晾凉备用。豆腐皮切圆形,包入炒好的馅心,以细线扎系收口处,如此共包3个豆腐包。豆腐包加素汤隔水炖20分钟后取出,摆成"品"字形即成。

功效:敛肺定喘,消痰祛痰。湿阻脾胃者不宜多食。

◈ **红薯樱桃丸**

用料:红薯500克,冰糖100克,猪油(炼制)50克,盐适量。

制法：红薯去皮，制成丸状，稍加盐腌渍。锅中注入油烧至五成热，放入丸子炸至紧皮后捞出。冰糖加水熬化，放入盐、丸子一同烧，待丸软、汁稠即成。

功效：益气健脾，消食开胃。适宜体弱、便秘的老年哮喘患者食用。

◈ 鸡蓉蛤士蟆

用料：蛤士蟆油 20 毫升，鸡胸脯肉 75 克，肥膘肉 25 克，豌豆 15 克，火腿 10 克，鸡蛋清 75 克，淀粉、姜汁、葱汁、小葱、姜、盐、料酒、鸡精各适量。

制法：鸡胸脯肉和肥膘肉一同剁成细泥，用葱、姜汁加水化开，加盐搅打，加鸡蛋清和湿淀粉，搅匀成蓉；葱洗净，打结；姜洗净，切块；火腿切末；锅内加水煮沸，放入蛤士蟆油，加盖焖透后去杂质。将蛤士蟆油放入炖盅中，加水、葱结、姜块、料酒后上笼，武火蒸 1 小时备用。锅内加水、蛤士蟆油、盐、鸡精、料酒烧透，放入豌豆，勾芡后，倒入鸡蓉搅匀至熟，撒上火腿末即成。

功效：养肺滋肾，止咳定喘。适宜虚劳咳嗽的哮喘患者食用。痰湿咳嗽及便溏者忌食。

◈ 南瓜炒田鸡

用料：田鸡 90 克，南瓜 250 克，大蒜、盐各适量。

制法：田鸡去杂，洗净；南瓜去皮，切块；大蒜捣烂备用。锅内注入油烧热，放入大蒜煸香，再放入南瓜炒熟，加水并倒入田鸡，文火煮半小时，加入盐调味即成。

功效：温中益气,润肺和血。气滞湿阻患者忌食。

◈ 红枣炖南瓜

用料：南瓜 300 克,红枣 25 克,红糖适量。

制法：南瓜洗净,切小块；红枣洗净,去核备用。锅中加水,放入红糖,将南瓜块和红枣倒入,炖至南瓜熟透即成。

功效：补中益气,养血安神。适宜寒性哮喘患者食用。气滞湿阻患者忌食。

◈ 灵芝黄芪炖肉

用料：瘦猪肉 500 克,灵芝 15 克,黄芪 15 克,黄酒、盐、葱、姜、胡椒粉各适量。

制法：灵芝、黄芪洗净,切片；葱、姜拍碎；猪肉洗净后略焯,切小块。锅中注入水,放入灵芝、黄芪、瘦猪肉、葱、姜、料酒,以武火煮沸,撇去浮沫,改文火炖至猪肉烂熟,加盐、胡椒粉调味即成。

功效：益气补中,镇咳平喘。适宜慢性支气管炎、支气管哮喘患者食用。

◈ 杏仁排骨

用料：猪排骨 350 克,杏仁 50 克,鸡蛋清 20 克,盐、酱油、白糖、猪油(炼制)、香醋、淀粉各适量。

制法：排骨洗净,入锅煮至六成熟,切段,抽去骨头,用盐、酱油腌片刻,拌入干淀粉；杏仁以五成热的温油炸酥,去膜,蛋清加湿淀粉调成蛋清糊,杏仁蘸蛋清糊,塞入每块排骨肉的中间,两端用蛋清糊封住备用。锅内注入油烧至六成热,放入排骨,炸至金黄酥嫩,沥油备用。锅内加水,放白糖熬至溶化,加入香醋和水淀粉勾芡成糖醋汁备用。锅内注入热油,倒入炸酥的排骨、糖醋汁,翻炒即成。

功效:温中润肺,下气平喘。

◈ 桔梗炒肉丝

用料:桔梗 200 克,猪肉 150 克,猪油(炼制)、酱油、盐、料酒、淀粉、鸡精各适量。

制法:桔梗择洗干净,焯后沥干,切段;猪肉洗净,切丝,放入容器中,用盐和水淀粉浆匀备用。锅内注油烧热,放入肉丝煸炒,加酱油、料酒,倒入桔梗煸炒,再加盐、鸡精,勾芡即成。

功效:益肺消食,化痰利咽。阴虚咳嗽及气逆咯血者忌食。

◈ 白萝卜炖肉

用料:猪肉 150 克,白萝卜 250 克,油、糖、酱油、料酒、葱、姜、鸡精各适量。

制法:白萝卜洗净,切块,焯好备用。锅中注入油,放糖翻炒;待肉上色后加酱油、料酒、葱、生姜和温水,加盖烧沸,再改文火继续炖煮。肉将熟时,将萝卜块倒入,加盐,再煮至肉烂熟,加鸡精即成。

功效:清热益气,止咳化痰。适宜咳嗽多痰、阴虚热燥的哮喘患者食用。

◈ **沙参炖肉**

用料：瘦猪肉 500 克，沙参 20 克，玉竹 15 克，百合 15 克，山药 30 克，盐、黄酒、葱、姜、胡椒粉各适量。

制法：北沙参、玉竹、百合洗净，装入纱布袋，扎口；葱、姜拍碎；猪肉洗净，略焯，切块。猪肉、药袋、山药、葱、姜、盐、料酒一同入锅，注入水烧沸后，撇去浮沫，改文火炖至猪肉烂熟，加盐、胡椒粉调味即成。

功效：养阴润肺，祛痰补气。适宜阴虚肺燥或热伤肺阴所致的干咳痰少、咽喉干燥者食用。

◈ **排骨油麦菜**

用料：油麦菜 300 克，猪排骨 240 克，葱、酱油、白糖、料酒、淀粉、植物油各适量。

制法：油麦菜洗净；葱洗净，切葱花；排骨洗净，放入葱花、酱油、白糖、料酒腌制 1 小时，过油备用。锅内注入油，放入油麦菜炒熟，垫于碟底。锅内再注入油，放入排骨翻炒至熟，勾芡后盛出，置于油麦菜上即成。

功效：清燥润肺、化痰止咳。孕妇和小儿麻疹患者忌食。

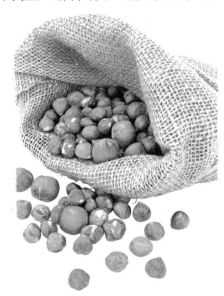

◈ **三仁灌肺**

用料：猪肺 2000 克，核桃仁 100 克，松子仁 100 克，杏仁 25 克，鸡蛋 4 个，湿淀粉 100 克，芝麻酱 100 克，鲜汤 250 毫升，料酒、盐、生姜汁、胡椒粉、鸡精各适量。

制法：核桃仁、松子仁、杏仁碾末；鸡蛋取蛋清备用；猪肺洗净。果仁末与盐、鸡精、胡椒粉、料酒、芝麻酱、生姜汁、鸡蛋清、湿淀粉、鲜汤搅成糊状，灌入猪肺内，上笼蒸熟即成。

功效：润肺益胃，镇咳化痰。适宜久咳久喘的哮喘患者食用。

◈ **醋制猪肚**

用料：猪肚 500 克，甜杏仁 30 克，醋适量。

制法：杏仁洗净，以纱布包好；猪肚洗净，切片备用。将猪肚、杏仁和醋一起倒入锅中炖煮至醋干后即成。

功效：温中下气，化痰定喘。适宜寒性哮喘患者食用。

◈ **白果炒肚片**

用料：猪肚 300 克，鲜白果 120 克，香菜 10 克，姜、植物油、盐、胡椒粉各适量。

制法：猪肚洗净，沸水浸泡 5 分钟，捞出切片；白果用微波炉文火加热 2 分钟，爆开后去壳去皮备用。锅内注入油，将白果、猪肚、姜丝倒入煸炒，再加香菜、盐、胡椒粉煸炒片刻即成。

功效：敛肺定喘，祛痰止咳。

◈ **鸭舌草炖猪肘肉**

用料：鸭舌草 200 克，猪肘 200 克，料酒、盐、鸡精、酱油、葱、姜各适量。

制法：鸭舌草去杂，洗净；猪肘肉洗净，切块；葱、姜洗净,葱切段,姜切片。锅内加水,放入猪肘肉煮沸,加料酒、盐、葱段、姜片,炖至肉烂熟,放入鸭舌草,炖至入味,加鸡精调味即成。

功效:凉血解毒,利咽止咳。适宜体虚干咳,咯血吐血的哮喘患者食用。

◈ 飘香猪尾煲

用料:猪尾 400 克,白菜 200 克,豆腐 100 克,粉丝 20 克,盐、葱、料酒、酱油、蚝油、香菜、植物油、高汤、鸡精各适量。

制法:猪尾烧去毛,剁成段,略焯后洗净;白菜叶洗净,切块;豆腐切小块;粉丝泡软;香菜洗净,切末;葱洗净,切葱花备用。锅内注入油烧热,放入葱花炝锅,加入白菜、豆腐、粉条,上面放猪尾,加高汤、酱油、蚝油、料酒,文火炖 1 小时,再加盐、鸡精调味,撒上香菜末即成。

功效:清热解毒,止咳利咽。适宜肺热燥咳、咽喉肿痛的哮喘患者食用。

◈ 松子爆鸡丁

用料:鸡胸脯肉 250 克,松子仁 20 克,核桃仁 20 克,淀粉 5 克,蛋清 30 克,姜、葱、蒜、盐、酱油、料酒、胡椒粉、白糖各适量。

制法:鸡肉切丁;盐、料酒、酱油、胡椒粉、蛋清、淀粉拌匀;葱、姜、蒜切末。盐、酱油、胡椒粉、白糖、淀粉和清水兑成调料汁备用。锅内注入油烧热,放入核桃仁和松子仁,炒熟后捞出。锅内留底油,放入葱、姜、蒜炒香,加鸡肉炒熟,倒入调料汁翻炒,加核桃仁和松子仁炒匀即成。

功效：温中益气，润肺止咳，适宜久咳久喘的哮喘患者食用，胃热嘈杂患者及皮肤病患者忌食。

◈ 芥菜鸡肉丸

用料：芥菜 200 克，鸡胸脯肉 30 克，盐、葱、姜、淀粉各适量。

制法：葱、姜切末；鸡胸脯肉洗净，剁碎，加盐、葱末、姜末和淀粉，拌匀，放入冰箱中冷藏 20 分钟后取出，制成丸子状；芥菜心以斜刀切片，略汆后捞起备用。鸡汤倒入锅中煮沸，放入鸡丸，煮熟后放入芥菜煮软即成。

功效：清热解毒，化痰止咳。适宜体虚久咳的老年哮喘患者食用。

◈ 刀豆鹌鹑丁

用料：鹌鹑肉 150 克，刀豆 150 克，鸡蛋清、黄酒、盐、白糖、猪油、淀粉各适量。

制法：刀豆切丁后略焯；鹌鹑肉切丁，加黄酒、精盐，与蛋清、淀粉拌匀；锅中注入油烧至六成热，放入肉丁翻炒，放入刀豆，加白糖、味精调味，淋上猪油即成。

功效：温中润肺，止哮定喘。适宜虚寒痰喘的哮喘患者食用。

◈ 柚子肉炖鸡

用料：肉鸡 1 只，柚子 300 克，盐适量。

制法：肉鸡去杂，洗净后备用。取柚子肉装入鸡肚中，肉鸡放入炖盅内，上锅隔水炖熟，加盐调味即成。

哮喘病的治疗与调养

功效：化痰止咳，抗炎下气。脾胃虚寒者忌食。

◈ 蛤蚧炖竹鸡

用料：蛤蚧 100 克，鸡 1000 克，黄芪 5 克，姜、葱、料酒、盐、鸡精各适量。

制法：蛤蚧浸泡 24 小时，以清水浸没，蒸 3 小时；鸡去杂，洗净，略焯，放入砂锅，放上火腿皮（筒骨）及葱结、姜块、料酒、盐，加清水至没过鸡；将蛤蚧连汤一起放于鸡上，黄芪以纱布包好后置鸡汤中，上笼蒸 1 小时即成。

功效：补肺治喘，益气补虚。阴虚火旺者忌食。

◈ 枣杏焖鸡

用料：肉鸡 1 只，鲜栗子 200 克，甜杏仁 15 克，红枣 10 克，核桃仁 20 克，葱段、姜丝、绍酒、盐、酱油、白糖、芝麻酱、鸡精、猪油（炼制）、淀粉各适量。

制法：甜杏仁、核桃仁沸水浸泡后去皮，捞出沥干，入温油内炸至金黄，冷却后将杏仁碾末；栗子切成两半，煮熟后去壳；鸡去杂，洗净，切块；姜、葱洗净，姜切丝、葱切段备用。锅内注入油烧至六成热，放入鸡块煸炒至黄色，加入绍酒、姜丝、葱段、白糖、酱油，煸炒至上色后，再加入水、核桃仁和红枣煮沸，改文火焖 1 小时左右，加入栗子再焖 15 分钟后捞出。锅内加水烧沸，放入芝麻酱、鸡精，勾成薄芡，加热油推匀，浇在鸡上，撒上杏仁末即成。

功效：润肺理气，止咳定喘。阴虚痰热及皮肤病患者忌食。

◆ **百合蒸鸭**

用料：鸭子1只，鲜百合300克，料酒、盐各适量。

制法：鲜百合洗净，沥干；鸭子去杂，洗净，沥干备用。将百合放入鸭肚内，再放入已洗净的鸭内脏，加入料酒、盐，将鸭头弯入鸭腹内，用线将鸭身扎牢，以武火隔水蒸4小时即成。

功效：补中养血，滋阴益肺。风寒及脾虚便溏患者忌食。

◆ **银杏全鸭**

用料：鸭子1只，银杏（鲜）200克，猪油（炼制）、胡椒粉、料酒、鸡油、葱、姜、盐、鸡精、花椒、淀粉各适量。

制法：姜切片、葱切段；银杏去壳后煮熟，切去两头，去皮膜和心，焯去苦味。锅中注油烧热，放入银杏略炸备用。鸭子洗净，剁去头、爪，用食盐、胡椒粉、料酒将鸭身内外涂匀，把鸭放入盆内，加入姜片、葱段、花椒，上笼蒸1小时，去骨，切丁，与银杏拌匀，置于鸭脯上，上笼蒸至鸭肉烂熟，加入料酒、食盐、鸡精、胡椒粉，勾芡后淋鸡油于鸭上即成。

功效：敛肺定喘，滋阴益气。适宜体热虚弱食少的哮喘患者食用。

◆ **鸭子核桃鸡泥酥**

用料：鸭子1只，鸡肉100克，核桃200克，荸荠150克，鸡蛋清80克，葱、姜、料酒、盐、水淀粉、花生油、鸡精各适量。

制法：姜切片，葱切段；荸荠、核桃仁剁碎；鸡肉剁成泥备用。鸭用开水烫后装入容器中，加入姜片、葱段、料酒、食盐，上笼蒸熟，去骨，切成两半。把鸡肉泥、蛋清、水淀粉、料酒、鸡精、盐调成糊，核桃仁粒、荸荠粒放入糊内。将糊淋入鸭膛内,鸭下入温油锅内炸酥,捞出沥油,切块即成。

功效:润肺补气,化痰止咳。适宜久咳久喘的哮喘患者食用。

◈ 酱汁卤鹅

用料:鹅1只,酱油、甜面酱、白糖、八角、葱、姜、料酒、红曲、卤汁、盐、植物油各适量。

制法:葱、姜洗净,葱切段,姜切片;葱花、甜面酱入锅煸炒,加卤汁和盐,制成蘸汁备用。将红曲泡制出水;鹅去杂,洗净,用盐、葱花、姜片、料酒,均匀地在鹅身内外抹匀,腌制几小时,下入沸水中略焯,洗净。锅内加水烧沸,放入卤汁、八角、甜面酱、酱油、白糖、红曲米汁、盐略煮,将鹅放入卤制,至鹅腿酥软、表皮上色后捞出,切块浇汁即可。

功效:补阴益气,清热止咳。冬季食用可防治感冒。

◈ 芝麻鹅脯

用料:鹅肉150克,芝麻75克,威化15克,盐、绍酒、鸡蛋、植物油各适量。

制法:鹅肉切成长方形厚片,用精盐、绍酒腌数分钟;腌好鹅肉后加入蛋浆拌匀,粘上芝麻,用手轻压使其粘牢。锅内注入油,放入鹅脯排煎炸至熟,入碟以威化伴边即成。

功效:清热,生津,止咳。适宜久病体虚或血压偏高的中老年患者食用。

◈ 罗汉果烧兔肉

用料:兔肉300克,莴笋100克,罗汉果30克,料酒、姜、葱、酱油、盐、鸡精、白糖、植物油、鲜汤各适量。

制法：罗汉果洗净，打破；兔肉洗净，切块；莴笋去皮，切块；姜洗净，切片，葱洗净，切段备用。锅内注入油烧至六成热，下入姜片、葱段爆香，再下入兔肉、罗汉果、莴笋、料酒、酱油、白糖、盐、鸡精、鲜汤，烧熟即成。

功效：清热止咳，润肺化痰。适宜久病体虚、肺火燥咳的哮喘患者食用。脾胃虚寒，腹泻者忌食。

◈ **枸杞烧海参**

用料：海参 500 克，枸杞子 10 克，葱、姜、植物油、料酒、盐、白砂糖、味精、淀粉各适量。

制法：枸杞洗净，蒸熟；葱、姜洗净，切丝；海参洗净，切条。

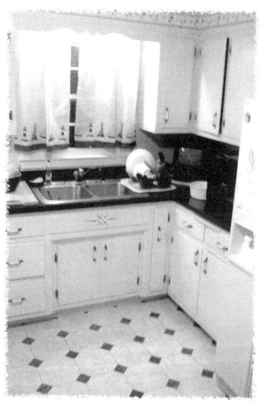

锅中注入油烧热，放入葱、姜丝煸香，再加海参、料酒、精盐、糖翻炒，加入高汤勾芡，加味精调味即成。

功效：补肾润肺，润燥止咳。适宜虚劳久咳的老年哮喘患者食用。

◈ **鲍鱼香菇煲**

用料：鲍鱼 150 克，香菇 60 克，蚝油、葱、姜、白酒、淀粉各适量。

制法：葱、姜切片；香

菇去蒂，洗净；鲍鱼洗净，煮熟切片备用。锅中注入油，以葱片、姜片爆锅，加水、香菇、白酒，加盖，以文火煲至烂熟，放入鲍鱼片，加蚝油调味，拌入少许淀粉，加熟油即成。

功效：滋阴润燥，补气利肠。对蛋白质过敏者忌食。

◈ 鲍鱼鸽蛋

用料：鲍鱼500克，鸽蛋400克，猪油（炼制）、鸡油、葱、姜、料酒、盐、胡椒粉、芡粉各适量。

制法：鲍鱼去杂，切片，浸泡片刻；葱、姜切丝；鸽蛋洗净，煮熟，剥壳备用。锅内注猪油、鸡油烧至四成热，加葱丝、姜丝、料酒煸香，倒入鸡汤后烧开。捞出葱、姜，加鲍鱼，撇去浮沫，下入鸽蛋烧开，加盐、胡椒粉，勾芡即成。

功效：补肾益气，滋阴润肺。对蛋白质过敏者忌食。

◈ 红枣海马炖羊肉

用料：羊肉250克，红枣20克，海马10克，姜、盐各适量。

制法：羊肉去杂，洗净，放入沸水中煮3分钟，去除膻味；红枣洗净。锅置于火上，放入羊肉、海马、红枣，以文火炖3小时，加盐调味即可。

功效：温气补血，止咳平喘。可御治风寒，增强机体抵抗力。

◈ 银鱼羊肉丝

用料：羊里脊125克，银鱼干50克，山药100克，葱、姜、白糖、盐、胡椒粉、鸡精、黄酒、酱油、香油、猪油（炼制）、淀粉各适量。

制法：羊里脊肉切成约 4 厘米长的丝；银鱼用温水泡发，洗净，沥干；山药切丝，用盐稍拌；葱、姜洗净，切丝。锅内注油烧至六成热，放入银鱼，推搅三四下，沥油后捞出。羊肉丝用湿淀粉浆拌匀，入锅中爆炒，肉丝变色后沥油捞出。锅中留底油，放入葱丝、姜丝、山药丝，再放入银鱼、羊肉丝煸炒，调入绍酒、酱油、白糖、盐、味精，淋芝麻油翻炒后倒出，撒上白胡椒粉即成。

功效：温气补血，止咳平喘。适宜虚劳咳嗽、脾虚胃弱的哮喘患者食用。体有积热者忌食。

甜品类

◈ 西番莲火龙果酱

用料：西番莲 300 克，火龙果 300 克，甜菊 2 克，麦芽糖、冰糖各适量。

制法：西番莲洗净，切开取肉汁；火龙果果肉切细丁备用。锅内加水煮沸，入甜菊续煮 10 分钟，捞出甜菊，再加麦芽糖拌煮至溶化。加入西番莲肉汁、火龙果丁以文火续煮至汁稠即成。

功效：除风消热，止咳化痰。

◈ 冰糖薯圆

用料：红薯 1000 克，蜜枣 50 克，橘子 12 瓣，樱桃 5 个，熟猪油、冰糖各适量。

制法：红薯洗净去皮，削成圆珠形备用。锅内注油烧至四成热，下入薯圆翻炸至熟透，捞出。将樱桃、蜜枣、薯圆摆成图案。冰糖压成细末,撒在薯圆上,上笼蒸熟,蒸出的汁浇在薯圆上,橘瓣摆在薯圆四周即成。

功效:益气健脾,消食开胃。适宜痰多、食欲不振的哮喘患者食用。

◈ 川椒煨梨

用料:梨 500 克,小麦面粉 40 克,花椒、冰糖各适量。

制法:梨去皮,在表面均匀地戳约 50 个小孔,把花椒逐个塞入梨内。面粉用水调湿,揉成团,擀成圆皮,包于梨表面,入烤箱内烤熟。取出梨,剥去面皮,挑出花椒。锅内加水,烧热,入冰糖溶成糖汁,浇在梨上即成。

功效:清热润肺,化痰止咳。肾病患者忌食。

◈ 蜜饯核桃仁

用料:核桃 500 克,蜂蜜 500 克。

制法:将核桃仁炒熟,捣烂,与蜂蜜拌匀即成。

功效:养血益气,温肺定喘。适宜久咳久喘的哮喘患者食用。

◈ 荸荠山楂糕

用料:荸荠 200 克,山楂糕 30 克,陈皮 3 克。

制法:荸荠、山楂糕切块,陈皮浸泡后切末。以上食材同入容器中,撒白糖拌匀即成。

功效:清热生津,润燥化痰。脾胃虚寒者不宜多食。

◈ **黑豆酿梨**

用料：梨500克，黑豆50克，冰糖适量。

制法：将梨削皮，洗净，在靠近梨柄处切开，留作梨盖，挖去梨核；黑豆择洗干净，晾干，装入梨孔内。把梨柄盖上，用竹签插牢，加入冰糖，放入容器中置于加水的锅内，煮至水沸后，再煮40分钟即成。

功效：清热活血，止咳化痰。肾病患者忌食。

◈ **枣泥薯梨**

用料：红薯600克，蜜枣300克，面粉180克，鸡蛋2个，茭白60克，面包屑180克，猪油（炼制）60克，白糖、花生油、玫瑰糖各适量。

制法：将蜜枣上笼蒸软，去核，剁成泥；茭白洗净，切成丝；鸡蛋打散，蛋液备用。玫瑰糖用猪油调散，与白糖、枣泥揉匀，搓成圆球形，即成馅心。红薯洗净，入笼内蒸熟，去皮后剁成泥，加入面粉搓匀，分成大小均匀的皮坯。将皮坯按扁，入馅心，包成梨形，再将一根茭白插入顶部，作为梨把，放入蛋液中黏上一层蛋液，再裹上面包屑，即为薯梨坯。锅内注油烧至七成热时放入薯梨坯，炸3分钟，呈金黄色即成。

功效：健脾益气，止咳定喘。肾病患者忌食。

◈ **四仁大战**

用料：白果仁20克，甜杏仁20克，核桃仁40克，花生仁（生）40克，鸡蛋1个。

制法：白果仁、甜杏仁、核桃仁、花生仁共研成末，每次取20克，加水煮沸，打入鸡蛋即成。

功效：温肺下气，清热定喘。适宜久咳久喘的哮喘患者食用。

◈ 杏仁炖雪耳

用料：银耳（干）400克，杏仁50克，桂圆25克，冰糖、碱各适量。

制法：银耳浸发；杏仁去衣后入锅煮沸，加入碱水，改中火煮15分钟，漂去碱味，放入碗中浸泡；桂圆肉去皮，洗净，浸泡片刻。杏仁、桂圆肉同入蒸笼蒸15分钟后取出备用。锅中注水煮沸，放入浸发的银耳汆15分钟，沥干漂清后盛入蒸盅。冰糖放入碗中，加水入蒸笼，用文火蒸至溶解，倒入银耳盅里，再加入杏仁、桂圆肉，加盖，入笼，用中火蒸1小时即成。

功效：滋阴润肺，下气除喘。适宜阴虚火旺的哮喘患者食用。

◈ 豆沙芋泥

用料：芋头750克，红豆沙200克，白芝麻15克，冰糖、色拉油各适量。

制法：芋头去皮，洗净，切片，放入耐热塑料袋中，加水，以武火蒸12分钟，取出趁热压成泥；冰糖煮化；白芝麻以武火炒5分钟，晾凉，压碎备用。将冰糖浆及适量的色拉油倒入芋泥中拌匀，取一个中碗，抹上15克色拉油，先将一半芋泥放入，铺上豆沙，再覆上另一半芋泥，上火蒸2分钟后，倒扣于圆盘上，撒上芝麻即成。

功效：益脾调气，化痰定喘。

汤羹类

◈ **银宫杏仁**

用料：杏仁 200 克,大米 50 克,菠萝 100 克,琼脂 10 克,白糖适量。

制法：杏仁用开水泡发,剥去皮,切碎;大米淘洗干净后与杏仁共泡约 3 小时,加水,磨成浆,去渣滤汁;琼脂洗净,用碗装上,加水,上笼蒸溶化后取出,滤汁;菠萝切成片;白糖烧开至溶化,制成白糖水备用。锅内放杏仁浆、琼脂汁以及糖水烧沸,晾凉,放冰箱冷藏室内冻凉,放入菠萝片即成。

功效：润肺下气,止咳平喘。

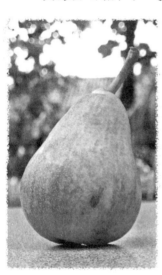

◈ **杏仁炖雪梨**

用料：杏仁 20 克,梨 500 克,白糖适量。

制法：将梨洗净,与杏仁、白糖同放入炖盅内,再将炖盅放入加水的锅中,急火隔水炖 1 小时即成。

功效：清热润燥,止咳化痰。适宜咽干痰稠的哮喘患者食用。

◈ **山药桂花汤**

用料：山药 500 克,桂花 15 克,白糖、猪油(炼制)各适量。

制法：山药去皮,洗净,切片。锅内注水,烧沸,放入桂花、白糖、山药片煮熟,加入熟猪油即成。

功效：化痰生津,润肺益气。适宜脾胃虚弱、咳嗽痰多患者食用。便秘患者不宜食用。

◈ 红豆山药汤

用料：红豆、山药各 50 克，白糖适量。

制法：红豆洗净；山药去皮，洗净，切块。红豆放入锅内，武火煮沸，放入山药块，文火慢煮至红豆和山药烂熟，加白糖调味即成。

功效：清热解毒，健脾润肺。便秘患者不宜食用。

◈ 年糕汤

用料：红豆 100 克，年糕 150 克，银耳(干)5 克，白糖适量。

制法：红豆泡 2 小时；银耳泡发；年糕切条备用。锅内加水烧热，放入红豆和银耳，炖至将熟时放入年糕条，煮至烂熟，加入白糖即成。

功效：润肺生津，化痰定喘。适宜肺燥干咳的哮喘患者食用。

◈ 桂花银耳柑羹

用料：银耳 30 克，蜜柑 250 克，白糖 50 克，湿淀粉、糖桂花各适量。

制法：蜜柑洗净，去皮；银耳泡软，洗净，加水上笼蒸约 1 小时后取出。锅置于火上，将银耳连汤倒入，加冰糖煮沸，放入蜜柑复煮沸，勾芡后放糖桂花即成。

功效：化痰生津，润肺止咳。

◉ **耙子萝卜鹌鹑汤**

用料:鹌鹑肉 250 克,萝卜 640 克,苦杏仁 15 克,甜杏仁 20 克,陈皮 5 克,盐适量。

制法:鹌鹑刮毛,去杂,洗净;萝卜去皮,洗净,切块;甜杏仁、苦杏仁去衣,洗净;陈皮洗净,浸透备用。锅内加水,以猛火烧沸,放入鹌鹑肉、萝卜、陈皮、两种杏仁,改中火续煲 3 小时,加盐调味即成。

功效:化痰清热,下气宽中。特别适合有高血压、肥胖症的中老年哮喘患者食用。

◉ **枇杷银耳汤**

用料:枇杷 150 克,银耳 (干)10 克,白糖适量。

制法:银耳用冷水泡发,洗净,放入碗内加少量水,上笼蒸 1 小时左右,至黏滑。枇杷剥皮,去子,切片备用。锅内加水烧开,先下入蒸好的银耳,烧沸后再放入枇杷片和白糖略煮即成。

功效:润肺益气,止咳化痰。适宜肺热咳嗽、虚热肺痿等哮喘患者食用。

◉ **川贝炖雪梨**

用料:雪梨 400 克,川贝母 5 克,冰糖 5 克。

制法:雪梨切去蒂部,用来制盖,挖出雪梨心。将川贝母、冰糖嵌入雪梨内,盖回蒂盖,用牙签穿连,放入锅内炖 45 分钟即成。

功效:润肺止咳,化痰平喘。适宜阴虚火旺、燥热干咳的哮喘患者食用。

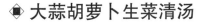

◈ 大蒜胡萝卜生菜清汤

用料：胡萝卜 100 克，生菜 50 克，大蒜 100 克，盐适量。

制法：胡萝卜洗净，去皮，切丝，煮熟；大蒜去根，去皮，洗净，切块；生菜切丝，入沸水略焯备用。锅内加水烧热，加入上述食材略煮，加盐调味即成。

功效：祛寒解毒，化痰定喘。适宜体虚、咳嗽症状严重的寒性哮喘患者食用。

◈ 蜂蜜白萝卜汤

用料：白萝卜 100 克，蜂蜜 20 克。

制法：先将白萝卜洗净，去皮，切丁，入锅加水煮熟。汤中加蜂蜜调味即成。

功效：化痰止咳，清热顺气。十二指肠溃疡、慢性胃炎等患者忌食。

◈ 干贝萝卜球汤

用料：白萝卜 500 克，干贝 25 克，料酒、葱、姜、盐、鸡精、高汤各适量。

制法：干贝洗净，蒸熟；姜、葱洗净，姜切片，葱切段；白萝卜洗净，去皮，削成 12 个均匀的小球备用。萝卜球略汆后，取小碗一个，把蒸好的干贝铺在碗底，萝卜球置其上，加料酒、盐、鸡精、高

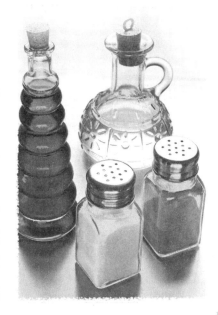

汤，上面放葱段、姜片，上笼蒸半小时后，拣去葱、姜，将干贝萝卜球翻扣在大盘中。原汤锅上火煮沸，撇净浮沫，加盐、鸡精调味，浇在干贝萝卜球上即成。

功效：化痰清热。适宜脾虚胃弱、咳嗽多痰的哮喘患者食用。

◈ **清汤干贝**

用料：干贝 50 克，豌豆苗 5 克，火腿 15 克，鸡肉 100 克，荸荠 10 克，盐、料酒各适量。

制法：豌豆苗洗净；火腿剁成蓉；干贝洗净，泡软，去掉腰箍，放入碗内用热水浸没，上笼用武火蒸烂；鸡肉剁成蓉，加入蛋清、淀粉、盐、料酒、鸡精、水调匀成糊；荸荠削皮，洗净，切片，逐片抹上调制好的糊，中间撒上火腿蓉，上笼蒸透备用。锅内加水，调入盐、料酒，以武火煮沸，倒入汤碗内，放进干贝、荸荠、豌豆苗即成。

功效：清热润肺，理气定喘。脾虚胃弱的寒喘患者不宜多食。

◈ **三果汤**

用料：莲藕 250 克，梨 250 克，荸荠 100 克，白糖适量。

制法：莲藕洗净，去衣，切薄片；荸荠洗净，去皮，切小块；梨去皮、核，切小块备用。锅内加水烧热，下入藕、荸荠煮沸，文火煮至藕、荸荠八成熟，加入梨，煮至熟酥，调入白糖即成。

功效：清热润肺，止咳化痰。肾虚寒喘患者忌食。

◈ 栗子胡萝卜荸荠汤

用料：香菜 160 克，栗子（鲜）160 克，胡萝卜 200 克，荸荠 100 克。

制法：香菜、红萝卜、栗子、荸荠洗净，切碎。碎丁共入锅内，加水煮沸，熟后去渣取汤即成。

功效：益气健脾，止咳定喘。适宜脾虚胃弱、咳嗽多痰的哮喘患者食用。寒喘患者不宜多食。

◈ 冬瓜海虹汤

用料：冬瓜 250 克，南瓜子仁 60 克，海虹 60 克，香菇（鲜）15 克，盐适量。

制法：淡菜洗净，用水浸泡半小时，捞出沥干备用；冬瓜去皮、去瓤，洗净，切块；南瓜子仁、香菇、海虹洗净备用。砂锅置于火上，加适量清水，将淡菜、冬瓜块、香菇、海虹一齐放入锅内，用武火煮沸后，改用文火煮 2 小时，加盐调味即成。

功效：养血解暑，止咳平喘。脾肾虚寒者不宜食用。

◈ 双红南瓜汤

用料：南瓜 500 克，红枣 20 克，红糖适量。

制法：南瓜洗净，去皮，切块；红枣洗净，去核备用。红枣、南瓜、红糖一起放入锅中，加水煮至南瓜烂熟即成。

功效：滋阴补血，润肺益气。适宜久病气虚、脾胃弱的寒喘患者食用。

◈ 绿豆冬瓜汤

用料：冬瓜 1000 克，绿豆 100 克，素汤、麦芽糖、葱、姜各适量。

制法：冬瓜去皮，去瓤，洗净，切小块；绿豆淘洗干净；葱切段，姜切片备用。锅置火上，倒入素汤烧沸，撇去浮沫，放入葱段、姜片、绿豆煮沸，改文火煮烂，放入冬瓜烧熟后，加盐调味即成。

功效：清热解毒，化痰镇咳。适宜肺热咳嗽，虚热肺痿的哮喘患者食用。

◈ 红薯山药大枣羹

用料：山药 150 克，红薯 200 克，大枣 15 枚，红糖 20 克。

制法：红薯洗净，切片，用淡盐水浸 30 分钟，冲洗后切碎，研磨成红薯粉糊。山药洗净，去皮，大枣用水浸泡，两者一同入锅，加水煮至稠状，调入红薯粉糊，加红糖煮成羹即成。

功效：补中和血，润肺止咳。滋补健体效果极佳。

◈ 仙人掌百合羹

用料：仙人掌 100 克，百合 100 克，白糖适量。

制法：仙人掌洗净，切丁；百合去皮，洗净，切瓣，焯透，沥干备用。锅中加水，放入仙人掌丁、百合，以武火烧沸，改文火煮约 10 分钟，加入白糖即成。

功效：润肺和中、消热镇咳。适宜阴虚久咳的热喘患者食用。

◈ 哈密瓜百合汤

用料：哈密瓜 400 克，百合 100 克，盐、陈皮适量。

制法：哈密瓜洗净，去皮去子，切块；陈皮浸软；百合洗净备用。锅内加水，放入哈密瓜、陈皮、百合，武火煮半小时后，改文火煮 2 小时，加盐调味即成。

功效：滋阴润肺，止咳化痰。适宜肺虚燥热久咳的哮喘患者食用。

◈ 百合啤梨白藕汤

用料：生啤梨 2 个，鲜百合 200 克，白莲藕 250 克，盐适量。

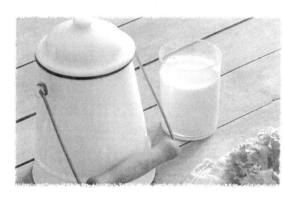

制法：鲜百合洗净，撕成小片；白莲藕洗净，去节，切小块备用。啤梨、白莲藕一同放入锅内，加水煲 2 小时左右，再加鲜百合片，煮约 10 分钟，加盐调味即成。

功效：养胃健脾，润肺止咳。适宜脾虚胃弱、肺热久咳的哮喘患者食用。

◈ 罗汉果莲藕西洋菜汤

用料：西洋菜 100 克，罗汉果 30 克，莲藕 150 克，山药 20 克，盐、鸡精各适量。

制法：西洋菜取嫩叶心，洗净；将罗汉果拍碎，用纱布包好，放入清水中煮 15 分钟；山药和莲藕去皮，洗净，切片，用盐水浸泡 5 分钟后捞起备用。锅内加水，放入罗汉果略煮，加入莲藕和山药，同煮 20 分钟，再加入豆瓣菜心，调入盐和鸡精即成。

功效：清燥润肺，化痰止咳。适宜肺火燥咳的哮喘患者食用。

◈ 白菜藕丸汤

用料：小白菜 250 克，莲藕 250 克，豆腐 350 克，鸡蛋 1 个，猪油（炼制）、盐、淀粉、酱油、鸡精各适量。

制法：小白菜洗净，略焯后捞出；莲藕洗净，去皮、节，剁成蓉；豆腐碾碎成蓉；鸡蛋打散；干淀粉碾细，加清水调湿，倒入蛋液中，加盐搅匀，加入豆腐蓉、藕蓉，搅拌成馅备用。锅内加水烧沸，加猪油，将馅逐个捏成丸子，下锅煮约 2 分钟，下入小白菜，加盐、酱油、鸡精调味即成。

功效：补脾益血，润肺理气。适宜脾虚泄泻、肺热咳嗽的哮喘患者食用。

◈ 丝瓜麻油汤

用料：丝瓜 300 克，麻油、姜、大葱、盐、鸡精、鸡油各适量。

制法：丝瓜去皮，洗净，切薄片；姜切片；葱切段备用。丝瓜片、姜片与葱段一起放入锅内，加水以武火煮熟，将熟时加盐、鸡精、鸡油及麻油略煮即成。

功效：清热解毒，化痰软坚。适宜身热烦渴的哮喘患者食用。脾胃虚寒和便溏者忌食。

◈ 丝瓜海蜇汤

用料：海蜇头 250 克，丝瓜 250 克，竹叶菜 15 克，西瓜皮 150 克，荷叶 50 克，白扁豆 50 克，盐适量。

制法：海蜇头用盐水浸泡 30 分钟，沥干，切段；西瓜皮、丝瓜洗净，切块；荷叶、竹叶菜、白扁豆洗净备用。锅内加水，放入西瓜皮、海蜇头、白扁豆、荷叶、竹叶菜，武火煮沸，改文火煮1小时，放入丝瓜，再煮片刻，加盐调味即成。

功效：清热解毒，化痰软坚。适宜阴虚多痰的哮喘患者食用。对海鲜过敏者忌食。

◈ 荠菜豆腐羹

用料：荠菜100克，嫩豆腐200克，胡萝卜、水发香菇、竹笋各25克，水面筋50克，葱丝、生姜末各10克，盐、鸡精、麻油、湿淀粉、鲜汤各适量。

制法：胡萝卜略焯，与嫩豆腐、水发香菇、竹笋及面筋一同切小丁；荠菜洗净切碎备用。锅内注入油，烧至七成热，入葱、生姜末煸香，加鲜汤、盐，放入切好的碎丁和荠菜，改文火煮半小时，加鸡精，勾芡后淋上麻油即成。

功效：清热凉血，降压定喘。适宜热喘患者食用。

◈ 雪里蕻豆腐汤

用料：豆腐250克，腌雪里蕻100克，葱、鸡精、盐、香油各适量。

制法：雪里蕻洗净，切粒；葱切末；豆腐切块，略焯沥干备用。锅内加水，放入豆腐块、雪里蕻粒，煮至汤沸，撇去浮沫，加入鸡精、盐、葱末、香油调味即成。

功效：清热散血，化痰止咳。适宜老年肺热久咳的哮喘患者。消化功能不全的患儿不宜多食。

◈ 晃子汤

用料：鸡血 50 克，干豆腐 50 克，鸡蛋 1 个，醋、胡椒粉、香油、姜、葱、盐、淀粉各适量。

制法：鸡血煮熟，切丝；姜、葱切末；干豆腐切丝；鸡蛋打散备用。锅中加水烧开，放入鸡血丝、干豆腐丝和鸡蛋液，勾芡后，加入醋、香油、姜末、葱末、盐、胡椒粉即成。

功效：养血清肺，益气和中。适宜肺热哮喘患者食用。

◈ 无花果雪梨雪耳瘦肉汤

用料：雪梨 100 克，银耳（干）30 克，无花果 40 克，猪肉 160 克，盐适量。

制法：猪肉洗净，切块；雪梨洗净，切块；银耳洗净，泡发备用。锅内加水，放入猪肉、雪梨、银耳、无花果，用文火煮 1～2 小时，以盐调味即成。

功效：健脾消热，润肺止咳。适宜阴虚火旺的哮喘患者食用。

◈ 银耳椰子猪腱瘦鸽汤

用料：鸽肉 300 克，猪腿肉 240 克，椰子肉 200 克，银耳（干）20 克，枸杞子 10 克，姜、盐各适量。

制法：将鸽肉洗净；银耳泡发，洗净，放入沸水中煮 5 分钟，沥干；椰子肉、枸杞子洗净备用。锅中加水烧开，放入鸽肉、猪腿肉煮 5 分钟，取出洗净。锅内加水煮沸，下鸽肉、猪腿肉、椰子肉、银耳、枸杞子、姜，续煮至水沸，改用文火再煮 3 小时，下盐调味即成。

功效：滋阴补血，益气润肺。适宜气虚体弱、肺热燥咳的哮喘患者食用。

◈ 海蜇荸荠猪䐹汤

用料：海蜇皮 160 克，荸荠 200 克，猪腿肉 160 克，姜、盐各适量。

制法：海蜇洗净，切块；荸荠去皮，洗净切片；猪腿肉、姜洗净，去皮，切片备用。锅内加水烧沸，放入荸荠、猪腿肉、姜，用中火煲约 2 小时。加入海蜇皮，继续煲约 45 分钟，加盐调味即成。

功效：清热解毒，化痰软坚。适宜阴虚多痰的哮喘患者食用。

◈ 蜜枣猪肺汤

用料：猪肺 500 克，杏仁 20 克，百合（干）10 克，蜜枣 30 克，盐适量。

制法：猪肺洗净，切片；杏仁、百合、蜜枣洗净备用。锅中加水烧沸，放入猪肺、杏仁、百合、蜜枣，用中火烧 40 分钟左右，加盐调味即成。

功效：补中养血，益肺气。适宜肺虚久咳的哮喘患者食用。

◈ 凤爪猪尾汤

用料：猪尾 500 克，花生仁（生）200 克，鸡爪 150 克，红枣 10 克，姜、盐、葱各适量。

制法：将鸡爪尖甲剁去，洗净；葱切段；花生仁洗净，以温水浸泡约 30 分钟；红枣洗净；猪尾刮洗干净，剁成块备用。

哮喘病的治疗与调养

鸡爪、猪尾、花生仁、红枣和姜片、葱一起放入锅内加水炖煮，水开后再炖煮 1 小时，加入盐调味即成。

功效：温中益气，滋阴止咳。

◈ 豆芽猪蹄汤

用料：猪蹄 350 克，黄豆芽 300 克，八角、盐、鸡精各适量。

制法：猪蹄清洗干净，将皮刮净，每只猪蹄剁成 6～8 块，洗净备用。锅内加水，放入八角、猪蹄，用武火煮沸，改文火煮 3 小时，加入黄豆芽再煮 40 分钟，加入盐、鸡精调味即成。

功效：清热解毒，利肺除痰。消化不良的老年患者不宜多食。

◈ 佛手牛肉丸子汤

用料：佛手 500 克，牛瘦肉 100 克，鸡蛋清 30 克，盐、鸡精、料酒、姜、葱、大豆油各适量。

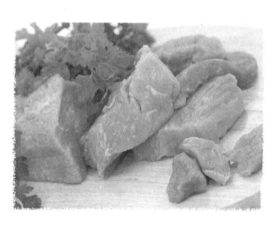

制法：佛手洗净，切丝；葱、姜切末；牛肉剁馅，加水搅至起黏，放入蛋清、盐、鸡精、料酒、葱末、姜末，拌匀成馅备用。锅内注油烧热，用葱末炝锅后放入佛手丝煸炒片刻，加水煮沸。将牛肉馅做成小丸子下锅，丸子浮起后，加盐、料酒调味，再次煮沸即成。

功效：温中顺气，清热定喘。

◉ 牛肉红菜汤

用料：甜菜根 400 克，胡萝卜 150 克，卷心菜 400 克，牛肉 400 克，番茄 15 克，泥肠 15 克，火腿 15 克，奶油 150 克，洋葱 150 克，大蒜、白糖、醋、盐、红辣椒、香叶、胡椒、油炒面、牛油、番茄酱各适量。

制法：甜菜根、葱头、胡萝卜切丝，加盐、糖、醋腌 1 小时；番茄洗净，切块；牛肉煮熟，切片，汤汁留用；火腿切片；蒜切末；泥肠切片，用牛肉汤煨制备用。锅内注油烧热，加甜菜根、葱头、胡萝卜，放牛油、香叶、胡椒、辣椒焖至六成熟，再加番茄酱焖至油呈红色，放卷心菜、牛肉、火腿、泥肠和牛肉汤煮沸，用油炒面调浓度，加盐、糖、醋、番茄块和蒜末，浇上奶油即成。

功效：补中益气，消热定喘。适宜脾虚胃弱的哮喘患者食用。

◉ 鹌鹑蛋竹荪汤

用料：鹌鹑蛋 100 克，竹荪（干）50 克，植物油、料酒、盐、鸡精、香油各适量。

制法：竹荪用温水泡开，洗净切片；香菜洗净，切段备用。锅内加水烧开，将鹌鹑蛋逐个打入锅内，煮熟后放入竹荪片烧开，加香菜、料酒、盐、鸡精，淋上香油即成。

功效：补气益血，润肺止咳。脾胃虚寒患者不宜多食

◉ 百合柿饼鸽蛋汤

用料：鸽蛋 500 克，百合 80 克，柿饼 80 克，冰糖适量。

制法：鸽蛋煮熟后去壳；百合洗净，在水中稍浸；柿饼洗

净,切块备用。将鸽蛋、百合、柿饼放入锅,加水用武火煮沸,改文火煮至烂熟,加入冰糖即成。

功效:补中益气,止咳平喘。

◈ 豆豉鸭蛋汤

用料:鸭蛋60克,豆豉30克,盐、鸡精、料酒、姜、葱、高汤各适量。

制法:葱、姜洗净,葱切葱花,姜切片。锅内加高汤烧沸,下豆豉、姜片、葱花、盐,打入鸭蛋,加料酒,待鸭蛋熟时,加入鸡精即成。

功效:养阴清肺。

◈ 木耳菜蜜枣生鱼汤

用料:鲤鱼500克,木耳菜500克,五花肉100克,蜜枣5克,植物油、盐各适量。

制法:鱼去鳞去杂,洗净;猪肉洗净;木耳菜洗净,切段备用。锅内注油烧热,放入鱼稍煎后铲出。锅内加水烧热,放入猪肉、鱼、木耳菜、蜜枣,用武火煮沸,改文火煮3小时,加盐调味即成。

功效:温中下气,止咳平喘。出血症状患者忌食。

◈ 苹果雪梨生鱼汤

用料:苹果100克,梨100克,黑鱼1条,甜杏仁20克,苦杏仁15克,陈皮5克,盐适量。

制法:黑鱼去鱼鳞、鱼鳃,洗净,锅内加油煎至微黄色;苹果、雪梨洗净,去皮,去心,去蒂,切块;两种杏仁与陈皮分别

哮喘病的治疗与调养

用水洗净,杏仁去衣备用。锅内加入清水烧沸,放入上述食材,用中火煲 2 小时,加入盐调味即成。

功效:清心利咽,养阴止咳。肾病患者忌食。

◈ 黄芪莲子田鸡汤

用料:田鸡 600 克,黄芪 30 克,莲子 60 克,姜、植物油、盐、鸡精、料酒各适量。

制法:黄芪、莲子肉洗净;田鸡去内脏、皮及蛙头,洗净。锅中注油,入姜爆香,加少许料酒,将黄芪、莲子、田鸡一起放入锅内,加水以武火煮沸后,改文火煲 1～2 小时,加盐、鸡精调味即成。

功效:温中益气,生津平喘。适宜寒喘患者食用。

◈ 银耳乌龙汤

用料:海参 150 克,银耳(干)10 克,料酒、盐、鸡精各适量。

制法:银耳泡发,去蒂,洗净;海参洗净,切片;银耳、海参片一起入锅焯透,沥干备用。锅内加水、盐、鸡精和料酒烧开,放入银耳、海参片,文火煨 5 分钟,捞进 10 个汤碗中。锅内重新加水、盐、鸡精、料酒,煮沸后,倒入盛银耳与海参的 10 个汤碗中即成。

功效:补血润燥,止咳化痰。适宜体虚燥咳的老年哮喘患者。

◈ 鲍鱼萝卜汤

用料:鲍鱼干 50 克,萝卜 100 克,盐、姜、鸡精、料酒、猪油(炼制)、鸡油、高汤各适量。

哮喘病的治疗与调养

215

制法：萝卜洗净，切条；姜洗净，切片；鲍鱼洗净，用热水泡发后去杂，下锅加水，上笼蒸1小时后取出备用。锅内注油，入姜片煸香，烹入料酒，注入高汤，加入鲍鱼、盐、鸡精烧至八成熟，再加萝卜条，烧煮入味，淋入鸡油即成。

功效：化痰清热，下气宽中。适宜咳嗽多痰、食积不消的哮喘患者食用。

茶饮类

◈ 香蕉橘子汁

用料：香蕉、橘子各100克，蜂蜜30克。

制法：香蕉去皮，捣烂成泥；橘子洗净，榨汁。将橘子汁混入香蕉泥中，再加入蜂蜜调匀即成。

功效：清热解毒，化痰止咳。适宜痰多、食欲不振的哮喘患者食用。

◈ 山楂百合汁

用料：百合花150克，山楂80克，白糖适量。

制法：百合剥瓣后洗净，放入锅中，加水煮熟；山楂切小片，与白糖同入百合汤内煮熟即成。

功效：清心安神，养阴止咳。风寒及脾虚便溏患者忌食。

◈ 玫瑰酸梅汤

用料：玫瑰花10克，乌梅250克，白糖适量。

制法：锅内加水，放入乌梅，用武火煮沸，撇去浮沫，用文火煮30～40分钟，撒入玫瑰花瓣与白糖，煮至糖溶化。用纱布滤出汁水,沉淀后去除残渣,留汁放入冰箱,凉透后饮用。

功效:健脾消食,下气除喘。

◈ 酸梅汤

用料:乌梅 30 克,白糖适量。

制法:乌梅洗净,入锅后加水煮熟,取出后去核、渣。加入白糖和凉开水搅拌均匀即成。

功效:温中下气,生津止咳。

◈ 紫沙果美肤汁

用料:李子 100 克,葡萄 100 克,苹果 150 克,柠檬 20 克,冰糖适量。

制法:李子洗净,去核,连皮切成 4 块;葡萄洗净,去皮,去子;苹果洗净,去核,切块;柠檬削皮,果肉切片备用。将李子、葡萄、苹果、柠檬分别放入榨汁机中,搅打成汁,加入冰糖搅匀即成。

功效:润肺益气,清肝涤热。

◈ 芦根薄荷饮

用料:芦根 30 克,薄荷叶 5 克。

制法:芦根、薄荷叶洗净,芦根切段。锅内加水烧热,放入芦根后盖好锅盖,煮沸 10 分钟,再将薄荷放入,稍煮即成。

功效:清热益肺,止咳平喘。

◈ 南瓜姜汁饴糖饮

用料:南瓜 300 克,麦芽糖、生姜各适量。

制法:生姜洗净,切碎,榨汁 100 克;南瓜洗净,切碎,下入锅内,加清水煮至烂熟,去渣留汁备用。把姜汁、麦芽糖加入南瓜汁中,煮至浓稠即成。

功效:润肺化痰,补中益气。寒喘患者宜饮。气滞湿阻患者忌食。

◈ **萝卜茶**

用料:白萝卜 100 克,茶叶 5 克。

制法:将萝卜洗净,切片,加盐水煮至烂熟,加入茶叶煮至水沸即成。

功效:益气健脾,化痰定喘。适宜食积不消的热喘患者食用。

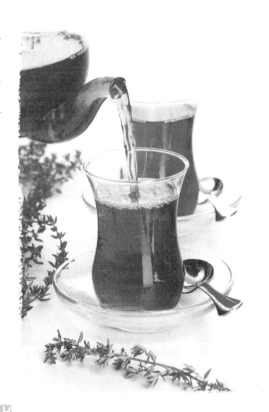

◈ **款冬茶**

用料:款冬花 10 克,绿茶 20 克,冰糖适量。

制法:款冬花、冰糖、绿茶放入茶壶内,以沸水冲泡,浸 15 分钟后即成。

功效:润肺化痰,清热定喘。

◈ **姜糖茶**

用料:姜 10 克,绿茶 10 克,冰糖适量。

制法:姜洗净,切片。

锅内加水烧热，倒入姜、绿茶、冰糖，煮沸5～10分钟即成。

功效：润肺益气，清热解毒。

◈ 鲜奶玉露

用料：牛奶200克，粳米60克，炸核桃肉80克，生核桃肉45克，白糖适量。

制法：粳米洗净，浸泡1小时，与生核桃肉、炸核桃肉、牛奶、水拌匀磨细，用纱布滤出细蓉备用。锅内加水烧沸，加入白糖，将滤出的蓉倒入锅内，不断搅动成露即成。

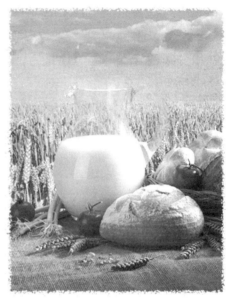

功效：润肺益胃，镇咳化痰。适宜久咳久喘的哮喘患者食用。

◈ 丝瓜蜜饮

用料：丝瓜200克，蜂蜜10克。

制法：丝瓜洗净，榨成汁，加入蜜糖拌匀，隔水炖半小时即成。

功效：清热化痰，凉血解毒。适宜身热烦渴的哮喘患者食用。脾胃虚寒和便溏者忌食。

◈ 草莓橘瓣饮

用料：鲜橘子100克，鲜草莓200克，白糖100克。

制法：鲜草莓洗净；橘子剥皮并分成橘瓣。将草莓和橘瓣放入砂锅内,加白糖和水煮沸即成。

功效:生津和胃,化痰定喘。适宜痰多、食欲不振的哮喘患者食用。寒喘患者忌食。

◆ **白萝卜蜂蜜汁**

用料:白萝卜100克,蜂蜜适量。

制法:将白萝卜拍碎,榨汁,以蜂蜜调服即可。

功效:清热健脾,化痰定喘。适宜咳嗽多痰、食积不消的热喘患者食用。

◆ **无花果冰糖水**

用料:无花果干50克,冰糖适量。

制法:将无花果、冰糖放入锅中,加水煎煮半小时,去渣留汁即成。

功效:利咽消肿,清热益气。适宜咽喉肿痛的哮喘患者食用。

适合哮喘患者调养的药膳食谱

◆ **凉拌牛蒡**

用料:牛蒡根300克,白糖、醋、黑芝麻、白芝麻、香油各适量。

制法:牛蒡去皮,洗净,切丝,入沸水中烫熟,沥干。牛蒡晾凉后,加白糖、醋拌匀,再放入黑芝麻和白芝麻略拌,淋少许香油即成。

功效：宣肺利咽，祛痰止咳。适宜咳嗽、咽喉肿痛的哮喘患者食用。

◈ 凉拌紫苏叶

用料：紫苏叶 300 克，盐、鸡精、酱油、香油各适量。

制法：紫苏叶择洗干净，焯透，捞出，沥干，切成段，加入盐、鸡精、酱油、香油拌匀即成。

功效：补中益气，消痰利肺。

◈ 鱼腥草拌莴笋

用料：莴笋 500 克，鱼腥草 100 克，姜、葱、蒜、酱油、醋、鸡精、香油各适量。

制法：鱼腥草去根，洗净，略焯后捞出，加盐腌制；莴笋去叶，剥皮，洗净，切丝，加盐腌制；姜、葱、蒜洗净，切成姜末、葱花、蒜末备用。莴笋丝、鱼腥草放盘内，再放入酱油、鸡精、香油、醋、姜末、葱花、蒜末，调匀入味即成。

功效：清热解毒，顺气止咳。适宜肺热咳嗽、咳痰带血的哮喘患者食用。

◈ 辛味莴笋

用料：莴笋 200 克，白芥子 10 克，杏仁 6 克，鸡精、香油各适量。

制法：莴笋切条；白芥子磨成粉后用开水闷好；杏仁浸透、去皮，切末备用。将莴笋、杏仁末、闷好的白芥子粉放在一起，调入香油及鸡精拌匀即成。

功效：温肺豁痰，利气平喘。适宜寒痰喘咳患者食用。

◈ **五味蛋**

用料：鸡蛋 500 克，五味子 13 克。

制法：将五味子放入砂锅中，加水煮 30 分钟，放冷后把洗净的鸡蛋放入，浸泡 7 日后取出即成。

功效：敛肿安神，止咳平喘。适宜患有失眠、心绪不宁的哮喘患者食用。对鸡蛋过敏、皮肤生疮化脓及肾炎患者忌食。

◈ **马兰炒鸭蛋**

用料：马兰 350 克，鸭蛋 150 克，盐、鸡精、葱、花生油各适量。

制法：马兰去杂，洗净，略焯后捞出切碎；葱切葱花；鸭蛋打散成蛋液备用。锅内注油烧热，下葱花煸香，倒入蛋液煸炒，加盐炒成小块，再放入马兰炒至入味，调入鸡精即成。

功效：清热解毒，止咳利咽。适宜咳嗽吐血或咽部不适的哮喘患者食用。

◈ **生地煲鸭蛋**

用料：生地黄 30 克，鸭蛋 5 个，盐适量。

制法：鸭蛋洗净，与生地黄在锅中加水同煮。蛋熟后捞出，去壳，放回锅内再煮 10 分钟，加盐调味即成。

功效：滋阴清肺，生津祛痰。适宜阴虚发热的哮喘患者食用。脾虚胃虚者忌食。

◈ **虫草鹌鹑**

用料：鹌鹑 5 只，冬虫夏草 8 克，葱、姜、胡椒粉、盐各适量。

制法：虫草去杂，洗净；鹌鹑洗净，焯透，去毛、头、爪，由背部剖开，去内脏，洗净，沥干，再入沸水略焯；姜、葱洗净，姜切片、葱切段备用。将姜片、葱段、胡椒粉以及虫草 2～3 条，逐一放入鹌鹑腹内，用线缠紧，以湿绵纸封口，上笼蒸约 40 分钟。取出揭去绵纸即成。

功效：清热润肺，祛痰平喘。适宜气血两亏的哮喘患者食用。

◈ 虫草炖紫河车

用料：紫河车 500 克，冬虫夏草 15 克。

制法：紫河车洗净；虫草摘洗干净。两种食材加水放于容器中，隔水炖熟即成。

功效：温中润肺，益气止咳。适宜阳虚体弱、虚劳久咳的哮喘患者食用。

◈ 双冬肉松

用料：猪肉 300 克，天冬 5 克，麦冬 5 克，茭白 80 克，竹笋 60 克，荸荠 30 克，香菇（鲜）30 克，生菜（团叶）50 克，芹菜 30 克，鸡蛋 1 个，盐、胡椒粉、植物油、淀粉各适量。

制法：猪肉剁馅；芹菜洗净，切末；天冬、麦冬洗净，泡软，切碎；生菜剥开浸泡；香菇洗净，泡软，去蒂；茭白、荸荠、竹笋洗净与香菇均切成小丁；鸡蛋打成蛋液备用。锅内注油烧热，倒入蛋液炒熟，盛起后切碎。锅续入油烧热，放入香菇炒香，再入肉馅炒至变色后盛出。锅内再次加油烧热，倒入茭白、竹笋、荸荠、天冬、麦冬炒拌均匀，放入炒好的肉馅、盐、胡椒粉拌匀,勾芡后再倒入芹菜末炒匀即成肉松。食时以生菜包肉松即可。

功效:养阴清热,润肺滋肾。脾胃虚寒者不宜多食。

◈ 双冬炖鲍鱼

用料:鲍鱼 60 克,天冬 30 克,麦冬 30 克,猪肉 250 克,桂圆肉 15 克,盐适量。

制法:鲍鱼泡发,洗净,切片;猪肉洗净,切片;天冬、麦冬、桂圆肉洗净备用。将鲍鱼、猪肉、天冬、麦冬、桂圆肉放入炖盅内,加水合盖,用文火隔水炖 3 小时,加盐调味即成。

功效:养阴滋肾,润肺下气。适宜阴虚发热、咳嗽吐血的哮喘患者食用。对蛋白质过敏者忌食。

◈ 鱼腥草烧猪肺

用料:猪肺 250 克,鱼腥草 100 克,鸡精、料酒、盐、酱油、白糖、葱、姜、猪油(炼制)各适量。

制法:猪肺洗净,略汆,捞出后切块;姜、葱洗净,葱切段,姜切片;鱼腥草去杂,洗净,切段备用。锅内注油烧热,放入猪肺煸炒至干,加入白糖、料酒、姜片、葱段、酱油、盐继续煮10 ~ 15 分钟,放入鱼腥草入味,加鸡精调味即成。

功效:利肺消痰,补中益气。适宜痰热咳嗽、肾炎水肿的哮喘患者食用。

◈ 杏仁当归炖猪肺

用料:杏仁 15 克,当归 15 克,猪肺 250 克。

制法:猪肺洗净,切片,沸水中汆后捞起,与杏仁、当归同放入锅内,加清水适量煮汤,熟后调味即成。

功效:益气补肺,止咳定喘。适宜血虚及胃虚的哮喘患者食用。

◈ 参贝虫草瘦肉炖雪梨

用料:梨 200 克,猪肉 150 克,西洋参 12 克,川贝母 12 克,冬虫夏草 12 克,盐适量。

制法:雪梨洗净,去皮,去心,切块;西洋参、川贝母、冬虫夏草、猪肉洗净,猪肉切块,西洋参切片备用。将雪梨、西洋参、川贝母、冬虫夏草、猪肉一起放入锅中,加水,文火炖 4 小时,加盐调味即成。

功效:清热解毒,益气平喘。适宜身体虚弱的老年哮喘患者食用。肾病患者忌食。

◈ 太子参汆丸子

用料:猪肉 150 克,鸡蛋清 40 克,黄瓜 50 克,太子参 6 克,盐、鸡精、花椒、葱、姜各适量。

制法:葱、姜洗净,切末;黄瓜洗净,切片备用。猪肉剁成馅,再用刀背砸成泥,加蛋清、葱末、姜末、盐及适量水,拌匀。锅内加水烧沸,肉泥挤成丸子,放入汤内,待丸子漂起,放太子参、黄瓜片,加鸡精、盐、花椒,煮沸后即成。

功效:益气健脾,生津润肺。适宜体虚欲脱、肢冷脉微、脾虚食少的哮喘患者食用。

◈ 党参煲大鳝

用料:鳝鱼 100 克,党参 25 克,黄芪 25 克,蒜、八角、盐各适量。

制法：鳝鱼洗净，去杂，入沸水中焯去血水，洗净，沥干；蒜、八角拍松备用。将党参、黄芪、鳝肉、蒜、八角同放入炖盅，注入沸水，隔水炖3小时，加盐调味即成。

功效：温中益气，化痰定喘。适宜体虚欲脱、肢冷脉微、脾虚食少的哮喘患者食用。

◈ 黄芪蒸乳鸽

用料：乳鸽1只，黄芪5克，枸杞子5克，口蘑30克，鸡蛋1个，盐，料酒，鸡精、葱、姜、淀粉、香油各适量。

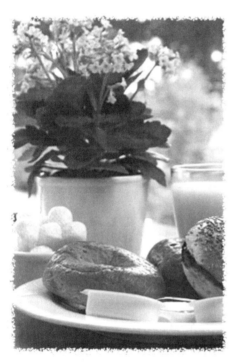

制法：黄芪切薄片；枸杞子、口蘑洗净；鸡蛋打散成蛋液；葱、姜洗净，切末；乳鸽入沸水中略烫，去杂，去头，切块，洗净沥干备用。将鸽子肉块和口蘑用鸡蛋液、湿淀粉、盐、香油、鸡精、葱末、姜末和料酒拌匀，盛入容器内，枸杞子摆放在底部及四周，黄芪片放在鸽子肉上，上笼蒸烂即成。

功效：补中益气，化痰定喘。适宜免疫力低下及阴虚热燥的老年哮喘患者食用。对蛋白质过敏者忌食。

◈ **参芪炖乌鸡**

用料：党参50克，黄芪50克，乌鸡1只，红枣10克，姜片、盐、鸡精、料酒各适量。

制法：党参、黄芪洗净、切段；红枣洗净、去核；鸡放入炖盅内，加适量水，放入党参、黄芪、红枣、姜片、盐、鸡精、料酒，武火烧开后，改文火煨至鸡肉烂熟即成。

功效：补气益血，润肺化痰。适宜体虚欲脱、肢冷脉微、脾虚食少的哮喘患者食用。

◈ **虫草人参炖乌鸡**

用料：乌骨鸡1只，冬虫夏草5克，人参10克，盐、鸡精、料酒、葱、姜各适量。

制法：乌鸡去毛，去杂，洗净，略焯；葱、姜洗净，葱切段，姜切片；虫草用温水浸泡备用。锅内加水烧热，放入乌鸡、人参、虫草及虫草汁，加入料酒、葱、姜，水沸后，文火炖2小时，加盐、鸡精调味即成。

功效：补血益气，润肺止咳。适宜阳虚体弱的哮喘患者食用。胃热嘈杂患者及皮肤病患者忌食。

◈ **烤沙参**

用料：南沙参200克，芝麻15克，酱油、辣椒酱、香油、葱、蒜、白糖各适量。

制法：葱洗净后切花，蒜去皮后捣成泥。南沙参削皮，盐水浸泡1小时，捞出沥干，捶平。将沙参抹上酱油和香油，放入烤箱中，用高温烤10分钟，取出后抹上辣椒酱、芝麻、葱花和蒜泥，再放烤箱中烤10分钟，蘸白糖食用即可。

功效：润肺益气，祛痰镇咳。适宜虚劳久咳的哮喘患者食用。

◈ 川明参烧草鱼

用料：草鱼 1 条，川明参 30 克，料酒、姜、葱、盐、鸡精、白糖、植物油、鲜汤各适量。

制法：川明参用水浸泡一夜，切段；草鱼去鳞、鳃、肠杂；葱、姜洗净，姜切片，葱切段备用。锅内加油烧至六成热，放入草鱼炸 3 分钟，沥干。锅内重新加油烧热，下入姜片、葱段爆香，再下草鱼、料酒、川明参、盐、鸡精、白糖、鲜汤，烧熟即成。

功效：益气补虚，祛痰镇咳。适宜虚劳久咳的哮喘患者食用。

◈ 虫草金龟

用料：甲鱼 100 克，猪肉 100 克，火腿 25 克，冬虫夏草 5 克，南沙参 6 克，葱、姜、料酒、盐、鸡精、猪油（炼制）、胡椒粉、鸡汤各适量。

制法：甲鱼剁去头和爪尖，刮净黄皮，洗净，剁块，入沸水汆后捞出洗净；猪肉汆透后捞出，洗净；沙参用温水闷透，切片；火腿切片；姜、葱洗净，姜切片，葱切段备用。锅内注油烧热，放入姜、片葱段煸香，倒入甲鱼肉，翻炒片刻，烹入料酒，倒入沸水，烧沸，煮 3 ~ 5 分钟后捞出。将沙参放进容器内，再将龟肉盖在上面，虫草、火腿片、猪肉放在甲鱼四周，加入鸡汤、葱段、姜片、料酒、盐、鸡精、胡椒粉，盖上盖，放笼内蒸至肉烂熟即成。

功效：益肾润肺，祛痰止咳。适宜阳虚体弱的哮喘患者食用。脾虚胃热者忌食。

◈ 贝母甲鱼

用料：甲鱼 1 只，川贝母 5 克，料酒、盐、花椒、姜、葱、鸡汤各适量。

制法：葱、姜洗净，葱切末，姜切片备用。甲鱼洗净，放入蒸钵中，加入鸡汤、川贝母、盐、料酒、花椒、姜片、葱末，上笼蒸 1 小时即成。

功效：补中益气，止咳平喘。适宜体虚久咳的哮喘患者食用。脾虚胃弱者忌食。

◈ 姜杏苏糖饮

用料：苦杏仁 10 克，紫苏子 10 克，姜、红糖各适量。

制法：苦杏仁去皮、尖，捣烂；生姜洗净，切片备用。将苦杏仁、生姜与紫苏子放入砂锅内，加清水煮 20 分钟，去渣留汁。加红糖搅匀，略煮即成。

功效：润肺化痰，止咳定喘。适宜气血不畅的寒喘患者食用。

◈ 苹果芜菁汁

用料：芜菁叶 2000 克，芜菁根 100 克，苹果 300 克，橘子 100 克，胡萝卜 400 克，蜂蜜适量。

制法：将苹果、芜菁叶、芜菁根、橘子、胡萝卜洗净，切丝，同放入榨汁机内，加水榨成汁，滤汁加入蜂蜜即成。

功效：清热消肿，化痰止咳。适宜痰多、食欲不振的哮喘患者食用。

◉ **薄荷饮**

用料：薄荷 4 克,甘草 4 克,白糖适量。

制法：薄荷、甘草洗净,沥干。两者同放入锅内,加水煮沸,几分钟后去渣留汤,加白糖即成。

功效：清热润肺,利咽止咳。适宜脾胃虚弱、咳嗽痰多的哮喘患者食用。

◉ **桔梗甘草茶**

用料：桔梗 100 克,甘草 100 克。

制法：桔梗、甘草共碾成末,用开水冲泡,代茶饮用。

功效：宣肺益气,化痰止咳。适宜脾胃虚弱或咽喉肿痛的哮喘患者食用。阴虚咯血者忌食。

◉ **人参决明茶**

用料：决明子 30 克,人参 12 克。

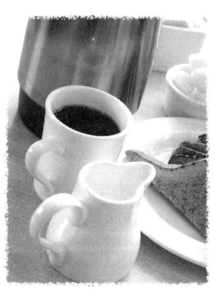

制法：将人参切片,决明子碾碎,同放入锅内,加水煎煮至熟即成。

功效：补气健脾,润肺平喘。适宜体虚欲脱、肢冷脉微、脾虚食少的哮喘患者食用。

◉ **橘茹饮**

用料：陈皮 30 克,竹茹 30 克,柿饼 30 克,姜、白糖各适量。

制法：陈皮洗净后切长条；竹茹挽成 10 个小团；柿饼切片；姜洗净，切薄片备用。将陈皮、竹茹、柿饼、姜片同时放入锅中，加水，置于中火上煮沸，煮约 20 分钟，滤出药汁。将药渣加水再煎 1 次，合并煎液，用纱布过滤，留澄清液体，加白糖搅匀即成。

功效：清热益气，化痰止咳。适宜痰热咳嗽、胆火挟痰的哮喘患者食用。

◼ 六和茶

用料：藿香 45 克，杏仁 45 克，木瓜 45 克，苍术 45 克，厚朴 30 克，党参 30 克，半夏 60 克，茯苓 60 克，白扁豆 60 克，砂仁 15 克，甘草 15 克，茶叶 120 克。

制法：藿香、杏仁、木瓜、苍术、厚朴、党参、半夏、茯苓、扁豆、砂仁、甘草、茶叶拣去杂质，杏仁去皮、尖，苍术土炒，上述材料共捣为末。锅内加水，放入上述药材煎汤，代茶饮用。

功效：润肺益气，止咳化痰。适宜脾虚胃弱的哮喘患者食用。

◼ 鱼腥草茶

用料：鱼腥草 500 克。

制法：将鱼腥草择洗干净，沥干，捣成汁。锅内加水，倒入鱼腥草汁，煮至沸，去渣取汁即成。

功效：清热解毒，利肺消痰。适宜肺热咳嗽，急、慢性支气管炎的哮喘患者食用。

◈ 薄荷藿香茶

用料：薄荷 25 克，甘草 15 克，藿香 15 克，白砂糖适量。

制法：薄荷、藿香、甘草洗净，去杂，沥干。锅内加水，以武火煮沸，放入薄荷、藿香、甘草，煮 20 分钟，滤汁即成。

功效：和中理气，化痰止咳。适宜脾胃虚弱、咳嗽痰多的哮喘患者食用。

◈ 桃花菜

用料：蜜桃 200 克，五味子 100 克，熟松仁 10 克，蜂蜜、白糖各适量。

制法：五味子洗净，以温水浸泡 1 夜备用；蜜桃洗净，去核，切成丝条，拌少许蜂蜜腌渍。把五味子水、白糖、凉沸水和蜂蜜调在一起，放入桃丝，撒上松仁即成。

功效：益气安神，止咳除喘。适宜久咳虚喘、津少口干的患者和心因性哮喘患者食用。

◈ 金达莱花菜

用料：金达莱花 20 朵，五味子 100 克，熟松仁 30 克，白糖、蜂蜜、淀粉各适量。

制法：金达莱花洗净，去蒂，留红色花瓣，蘸绿豆淀粉，略焯；白糖加水制成白糖水；五味子洗净，以温水浸泡 1 昼夜备用。将五味子水、蜂蜜、白糖水调匀，加入金达莱花瓣，撒上松仁即成。

功效：生津益气，止咳定喘。适宜久咳虚喘、津少口干的患者食用。

◈ 银花薄荷饮

用料：金银花 30 克，薄荷 10 克，芦根 60 克，白糖适量。

制法：金银花、芦根入锅，加水煎煮 15 分钟，下入薄荷煮沸，续煮 3 分钟，滤汁，调入白糖即成。

功效：清热解毒，止咳化痰。虚寒体质或经期女性忌食。

◈ 银花当归茶

用料：金银花 30 克，当归 15 克，蒲公英 6 克，玄参 6 克。

制法：金银花、当归、蒲公英、玄参入锅加水同煎，滤汁饮用。

功效：清热除燥，润肺益气。虚寒体质或经期女性忌食。

◈ 黄芪膏

用料：黄芪 12 克，熟石膏粉（食用）12 克，白茅根 12 克，甘草 6 克，山药（干）12 克，蜂蜜适量。

制法：甘草、山药碾成末；石膏捣末，与白茅根、黄芪同入锅中，加水煎 10 分钟，去渣，取汁 500 毫升，调入甘草、山药末同煮，不停搅动，勿使药末沉入锅底，煮至水沸，调入蜂蜜，煮至再沸即成。

功效：益气补中，化痰止咳。适宜热症而有阴津不足现象者食用。便秘患者忌食。

◈ 芪香蜜营膏

用料：黄芪 300 克，木香 45 克，蜂蜜适量。

制法：将黄芪、木香加入水适量后煎煮。每 30 分钟取煎液 1 次，共取 2 次，合并煎液，再以文火煎至黏稠，加蜂蜜煮沸

哮喘病的治疗与调养

即成。

功效：行气消食，益气补中。适宜虚喘、肾衰的哮喘患者食用。阴虚火旺者忌食。

◈ 冰糖雪蛤膏

用料：雪蛤膏 20 克，果脯丁 20 克，枸杞子 5 克，蜂蜜、冰糖、淀粉各适量。

制法：雪蛤膏发好后去线，洗净；果脯切丁；枸杞子压碎备用。锅内加水、冰糖、蜂蜜，化开后加入雪蛤膏、果脯丁煮熟，勾芡后撒上枸杞子即成。

功效：润肺益气，止咳化痰。适宜免疫力低下及阴虚热燥的老年哮喘患者食用。对蛋白质过敏者忌食。

◈ 蛤蚧冬虫散

用料：蛤蚧 50 克，冬虫夏草 15 克，川贝母 30 克，黄精 30 克，陈皮 15 克，蜂蜜适量。

制法：将蛤蚧、冬虫夏草、川贝母、黄精、陈皮研为细末，加入蜂蜜调匀，装瓶即成。

功效：温中益肺，止咳平喘。适宜肺肾两虚、干咳少痰的哮喘患者食用。

◈ 紫苏粥

用料：紫苏叶 15 克，粳米 100 克，红糖适量。

制法：粳米洗净，放入锅内，加水以武火煮沸，改文火煮成粥。紫苏叶择洗干净，切段，下入粥内搅匀，煮沸后加入红糖搅匀即成。

功效：补中益气，消痰利肺。

◈ 红豆薏苡仁粥

用料：薏苡仁 100 克，枣（干）25 克，红豆 50 克，仙鹤草 10 克，白糖适量。

制法：薏苡仁、红豆以温水浸泡半日；用纱布将仙鹤草包好；大枣去核后浸泡备用。将薏苡仁、红豆、仙鹤草、大枣一同放入锅中，加水煮成稀粥，撒入白糖即成。

功效：清热除燥，润肺理气。适用于孕妇及发生水肿的患者。

◈ 人参山楂粥

用料：人参 25 克，粳米 25 克，山楂 50 克。

制法：山楂洗净，去核；粳米淘净；人参洗净备用。锅内加水，放入人参、山楂和粳米，煮至成粥即成。

功效：补脾益肺，活血化痰。适宜体虚欲脱、肢冷脉微、脾虚食少的哮喘患者食用。

◈ 决明葛粉粥

用料：决明子 30 克，葛粉 30 克，大米 50 克，冰糖适量。

制法：将决明子炒至微有香味，在锅内加水煎煮，滤汁，放入大米、葛粉煮粥。粥将熟时，加入冰糖煮沸即成。

功效：清热解毒，润肺下气。

◈ 党参百合粥

用料：粳米 100 克，百合（干）20 克，党参 30 克，冰糖适量。

制作：百合洗净；粳米淘洗干净备用。锅内加水，放入党参，浓煎取汁。百合、粳米同煮成粥，调入党参汁、冰糖搅匀即成。

功效：清心安神，润肺去燥，化痰止咳。适宜身体虚弱及心因性哮喘患者食用。

◈ **莱菔子粥**

用料：粳米 100 克，莱菔子 15 克。

制法：莱菔子碾碎成末。粳米淘洗干净后与莱菔子同煮成粥即成。

功效：消食化积，降气化痰。

◈ **川贝雪梨粥**

用料：粳米 100 克，梨 500 克，川贝母 40 克，冰糖适量。

制法：川贝母用冷水浸泡 1 小时后取出；粳米用冷水浸泡 1 小时后沥干；梨洗净，削皮，去核，切片备用。锅内加水，用武火煮沸，加入川贝母及粳米，改文火煮沸，继续煮 40 分钟，再加入梨片煮 20 分钟，加冰糖，待溶化后搅匀即成。

功效：止咳化痰，润肺去燥。肾病患者忌食。

◈ **人参升麻粥**

用料：粳米 30 克，人参 10 克，升麻 3 克。

制法：粳米淘洗干净。锅内加水，放入人参、升麻，煎煮取汁，与粳米同煮为粥即成。

功效：补脾益气，润肺化痰。适宜体虚欲脱、肢冷脉微、脾虚食少的哮喘患者食用。

◈ 黑白杏仁糊

用料：黑芝麻 100 克，杏仁 60 克，银耳 60 克，粳米 100 克，当归 15 克。

制法：黑芝麻、杏仁、粳米、当归烘干后研末。共分成 5 份，用水煮成糊。银耳用温水洗净，熬成羹。取 1 份糊加入 1/5 的银耳羹。分早中晚 3 次服。

功效：润肺养阴，清热益气。适宜阴虚火旺的哮喘患者食用。

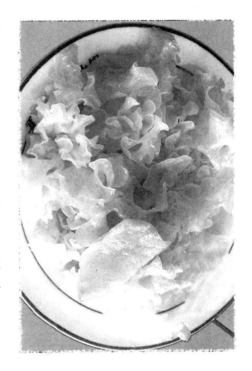

◈ 姜杏汤

用料：苦杏仁 500 克，姜 10 克，甘草 10 克，盐适量。

制法：苦杏仁用温水浸泡，去皮、尖后捣烂；甘草炒黄，研成细末；生姜去皮，洗净，切碎，加盐后捣烂备用。将以上四味食材倒入锅中煮沸即成。

功效：润肺化痰，止咳定喘。适宜脾胃虚弱的哮喘患者食用。

◈ 灵芝羹

用料：灵芝 9 克，银耳（干）6 克，冰糖适量。

制法：银耳洗净，去蒂，用温开水泡发；灵芝洗净，切成薄片备用。锅内加水烧沸，放入灵芝片和银耳，改文火炖 2 小时左右,捞出灵芝,调入冰糖煮溶即成。

功效:健脾化痰,止咳平喘。适宜阴虚火旺的哮喘患者及过敏性哮喘患者食用。

◈ 参百菠耳羹

用料:百合 20 克,北沙参 10 克,菠萝 50 克,银耳(干)10 克,冰糖、盐各适量。

制法:北沙参洗净,切小片;百合洗净,撕成瓣状;菠萝去皮,放入淡盐水中浸渍 3 分钟,切块;银耳用温水泡发,去蒂,洗净,撕成小块备用。将北沙参片、百合、菠萝块、银耳放入容器中,加冰糖,隔水蒸至熟软即成。

功效:润肺养阴,清热益气。风寒及脾虚便溏患者忌食。

◈ 香蕉百合银耳羹

用料:银耳(干)15 克,百合 100 克,香蕉 400 克,枸杞子 5 克,冰糖适量。

制法:银耳用温水泡 2 小时,去蒂,洗净,撕成小块放入容器中,入笼蒸半小时后取出;百合洗净,撕成瓣状;香蕉去皮,切片;枸杞子洗净,用温水泡软备用。将银耳、百合、香蕉片、枸杞子放入锅内,加冰糖调匀,入笼蒸半小时即成。

功效:养阴止咳,润肺定喘。风寒及脾虚便溏患者忌食。

◈ 银耳炖白花蛇舌草

用料:银耳 25 克,地榆 20 克,白花蛇舌草 30 克,阿胶 12 克。

制法:银耳泡软后洗净,放入容器中加适量的水,隔水蒸熟。用沸水将阿胶冲化,加地榆、白花蛇舌草煎煮后滤汁调匀,与银耳同倒锅中略煮即成。

功效:清热消炎,润肺止咳。适宜阴虚火旺、肺燥干咳的哮喘患者食用。

◈ 万寿菊炖雪梨

用料:梨 600 克,菊花 15 克,陈皮 5 克,冰糖适量。

制法:梨去皮,去核,切块;万寿菊、陈皮、冰糖洗净备用。梨块、万寿菊、陈皮和冰糖放入炖盅内,加水以武火烧沸,合盖,改文火炖 40 分钟左右即成。

功效:清热益气,止咳平喘。肾病患者忌食。

◈ 百部木瓜炖冰糖

用料:百部 20 克,木瓜 250 克,甜杏仁 20 克,苦杏仁 15 克,陈皮 5 克,冰糖适量。

制法:木瓜切两半,去皮,去子,切丁;百部、两种杏仁和陈皮洗净,杏仁去衣备用。将以上食材一起放锅中,加冰糖、开水,合盖炖 4 小时即成。

功效:健脾理气,润肺止咳。适宜久咳不已的哮喘患者食用。过敏性哮喘患者忌食。

◈ 地龙炖冰糖

用料:地龙 100 克,冰糖 30 克。

制法:地龙洗净并切碎,与冰糖拌匀后放入碗中,加适量清水后上锅蒸熟即成。

功效:润肺化痰,消热定喘。脾虚、肾虚者忌食。适宜肺

哮喘病的治疗与调养

热痰咳气喘患者食用。

◉ 冰糖泡参炖燕窝

用料：燕窝 40 克，西洋参 12 克，冰糖适量。

制法：燕窝泡发，洗净，沥干。西洋参切片后连同燕窝、冰糖放入炖盅内，加水，盖上盅盖，放入锅内，隔水炖 4 小时即成。

功效：养肺益气，化痰止咳。适宜阴虚哮喘患者及体质虚弱患者食用。

◉ 白及冰糖燕窝

用料：燕窝 10 克，白及 15 克，冰糖适量。

制法：燕窝与白及同放锅内，隔水蒸至烂熟，去渣滤汁，加冰糖，炖至糖溶化即成。

功效：补中益气，润肺止咳。适宜身体虚弱、咯血吐血的哮喘患者食用。

◉ 茅根甘蔗薏苡仁水

用料：白茅根 160 克，甘蔗 640 克，薏苡仁 120 克。

制法：白茅根洗净，切段；甘蔗洗净，每枝劈开成四部分；薏苡仁淘洗干净备用。锅内加水，下入薏苡仁、白茅根、甘蔗，武火煲至水沸，改中火煲 3 小时即成。

功效：清热润肺，生津平喘。

◉ 虫草白及蛤蚧瘦肉汤

用料：蛤蚧 400 克，猪肉 160 克，冬虫夏草 40 克，白及

20 克,蜜枣 20 克,陈皮 10 克,盐适量。

制法:蛤蚧刮洗干净,去头、爪尖及内脏,保留蛤蚧皮;冬虫夏草、白及、蜜枣、陈皮和猪肉用水洗净备用。锅内加水烧沸,放入上述食材,再次煮沸,改中火继续煮 3 小时,加盐调味即成。

功效:温中润肺,化痰止咳。适宜阳虚体弱,久咳虚喘的哮喘患者食用。

◈ 巴戟虫草瘦肉汤

用料:猪肉 150 克,冬虫夏草 15 克,巴戟天 12 克,盐、香油各适量。

制法:猪肉洗净后切片;虫草、巴戟天洗净并用纱布包好备用。锅内加水,放入猪肉片和药包,用文火煮 1 小时,捞出药包,加盐、麻油调味即成。

功效:温中润肺,祛痰平喘。适宜阳虚体弱的哮喘患者食用。

◈ 桑杏猪肺煲

用料:猪肺 250 克,甜杏仁 20 克,桑白皮 15 克,香油、盐各适量。

制法:猪肺用盐擦洗干净,略焯后切块;甜杏仁用开水浸泡后去皮备用。桑白皮洗净,与猪肺、甜杏仁同入锅内,加水共煮至烂熟,加香油、盐调味即成。

功效:下气除喘,益肺气。适宜肺气喘满、虚劳客热的哮喘患者食用。

◢ 沙参玉竹心肺汤

用料：猪肺 600 克，南沙参 15 克，玉竹 15 克，葱、盐各适量。

制法：葱切段；沙参、玉竹择洗干净，用纱布包裹备用。猪肺洗净，与沙参、玉竹、葱段同入锅内，加水，用武火烧沸，改文火炖煮约 5 小时，加盐调味即成。

功效：养阴润肺，化痰益气。适宜阴虚肺燥久咳的哮喘患者食用。

◈ 田七肚羹

用料：猪脬 500 克，田七 15 克，蜜枣 15 克，白果 100 克，薏苡仁 75 克，腐竹 50 克，盐适量。

制法：薏苡仁洗净，浸泡半小时；田七、腐竹、蜜枣洗净；白果去壳，稍煮，去衣，去心；猪脬洗净，入沸水煮 10 分钟，沥干备用。锅内加水烧沸，放入薏苡仁、田七、腐竹、蜜枣、白果、猪脬，改文火炖煮 3 小时，入盐调味即成。

功效：补血益气，润肺止咳。适宜气逆痰多、咯血吐血的哮喘患者食用。肾病患者忌食。

◢ 灵芝蹄筋汤

用料：牛蹄筋 100 克，灵芝 15 克，黄芪 18 克，黄精 12 克，料酒、葱、姜、盐、胡椒粉各适量。

制法：蹄筋放入容器中，加水后上笼蒸约 4 小时至酥软时取出，冷水浸泡 2 小时，剥去外层筋膜，洗净切长条；葱、姜拍碎；灵芝、黄精、黄芪洗净并浸透，切片，用纱布袋装好后扎口备用。将蹄筋、药袋、葱、姜、盐、料酒同放入锅内，加水炖至蹄筋烂熟,拣去药袋、姜、葱,加盐、胡椒粉调味即成。

功效:润肺养阴,平喘止咳。适宜阴虚肺燥、脾虚胃弱的老年哮喘患者及过敏性哮喘患者食用。

◈ 百合党参紫河车汤

用料:紫河车 80 克,党参 50 克,枣(干)20 克,百合 30 克,姜、盐各适量。

制法:紫河车、百合、党参、生姜、红枣洗净。上述用料一齐放入锅内,加水以武火煮沸,改文火煮 2 小时,加盐调味即成。

功效:润肺益气,补虚除喘。风寒及脾虚便溏患者忌食。

◈ 紫河车牛腱汤

用料:牛腱子肉 320 克,紫河车 20 克,山药(干)20 克,陈皮 5 克,盐适量。

制法:牛腱洗净,切块;紫河车、山药、陈皮洗净,山药切片,陈皮去筋络备用。锅内加水和陈皮,用武火煮沸,加入紫河车、牛腱和山药,改中火煲 3 小时,加盐调味即成。

功效:温中益气,润肺止咳。适宜体虚羸瘦、肺虚久咳的哮喘患者食用。便秘患者忌食。

◈ 冬虫草鸡汤

用料:鸡 1 只,冬虫夏草 30 克,桂圆 15 克,枣(干)10 克,盐、鸡精各适量。

制法:鸡洗净,去杂;桂圆洗净;大枣洗净,去核。大枣、虫草、桂圆一起放进煲内,加水煮约 5 小时,加盐、鸡精调味即成。

功效：安神益气，祛痰平喘。适宜久喘体弱的哮喘患者及心因性哮喘患者食用。

◈ 童鸡响螺淮山汤

用料：鸡 1 只，响螺 300 克，山药 50 克，枸杞子 20 克，猪肉 200 克，姜、盐、酱油各适量。

制法：鸡去毛去杂，洗净，切好；响螺肉氽透，洗净；山药、枸杞子洗净；猪肉洗净，切片；姜洗净，去皮，切片备用。锅内加水烧沸，加入上述食材，文火煮 3 小时，加盐、酱油调味即成。

功效：养虚益气，止咳平喘。适宜免疫力低下及阴虚热燥的哮喘患者食用。对海鲜过敏者忌食。

◈ 虫草老鸭汤

用料：鸭子 1 只，冬虫夏草 10 克，枣(干)6 克，葱、姜、盐、料酒各适量。

制法：老鸭宰杀后去内脏并洗净，沥干；红枣洗净后去核；冬虫夏草洗净；姜切片，葱切段备用。将葱段、姜片、红枣、虫草放入洗净的鸭肚内，用牙签封口放入容器中，加清水、盐、料酒，隔水用文火炖 1 小时左右即成。

功效：益肾润肺，祛痰平喘。适宜阳虚体弱的哮喘患者食用。

◈ 灵芝蜜枣老鸭汤

用料：鸭子 1 只，灵芝 40 克，陈皮 5 克，枣(干)8 克，姜、盐各适量。

制法：灵芝、陈皮、蜜枣洗净；姜洗净，切片；老鸭去杂，洗净，略焯备用。将老鸭、灵芝、陈皮、蜜枣、姜片放入锅中，加水用中火煲约3小时，加盐调味即成。

功效：平喘止咳，健脾化痰。适宜脾虚肺燥的老年哮喘患者及过敏性哮喘患者食用。

◈ **丽参蛤蚧鹧鸪汤**

用料：蛤蚧200克，鹧鸪1只，高丽参12克，陈皮5克，盐、姜各适量。

制法：鹧鸪去毛，去杂，洗净，切块；蛤蚧去鳞、头及爪，洗净，切块；姜切块；高丽参、陈皮洗净，高丽参去头，切片备用。锅内加水，用武火煲沸，加入蛤蚧、鹧鸪、姜块、高丽参片、陈皮，改用中火煲3小时，放盐调味即成。

功效：润肺止咳，补气宁神。适宜虚劳咳嗽的哮喘患者及心源性哮喘患者食用。内有瘀热者忌食。

◈ **枸杞黄精煲鹌鹑**

用料：鹌鹑2只，枸杞子30克，黄精30克，料酒、盐、鸡精、姜、葱各适量。

制法：葱、姜洗净，葱切段，姜切片；鹌鹑去毛，去杂，洗净；枸杞子、黄精洗净，装入鹌鹑腹内备用。锅内加水，放入鹌鹑，用文火煲至肉酥烂，加盐、鸡精、姜片、葱段、料酒调味即成。

功效：宽中益气，润肺止咳。适宜阴虚热燥、干咳少痰的哮喘患者食用。

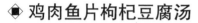

◈ **鸡肉鱼片枸杞豆腐汤**

用料：鸡肉 200 克，黑鱼 200 克，豆腐 200 克，粉丝 20 克，枸杞叶 320 克，姜、大葱、花生油、白酒、胡椒粉各适量。

制法：鸡肉、黑鱼切片后用白酒浸泡；枸杞摘嫩叶洗净；豆腐洗净，切小块；粉丝浸透；葱洗净，切段备用。锅内加水放入姜、粉丝，武火煲至水沸，再放入枸杞叶，注油滚 5 分钟后，放入豆腐，加盐调味，再煮 5 分钟，放入葱略煮片刻，再放入鸡片、鱼片，武火稍煮，加胡椒粉即成。

功效：清热散血，消痰止咳。

◈ **枸杞决明子鱼片汤**

用料：枸杞叶 480 克，草鱼 1 条，决明子 40 克，姜、盐各适量。

制法：枸杞叶洗净；决明子淘洗后放入纱布袋中；草鱼去鳞，洗净，连皮切成片；姜洗净，去皮，切片备用。锅内加水烧沸，放入枸杞叶、决明子和姜片，中火煲 20 分钟，加盐调味，加草鱼片煮熟即成。

功效：宽中益气，祛痰止咳。适宜血压偏高的中老年哮喘患者食用。不宜多食。

◈ **鲤鱼汤**

用料：鲤鱼 1 条，荜茇 5 克，红辣椒、姜、香菜、料酒、葱、鸡精、醋各适量。

制法：鲤鱼去鳞、鳃及内脏，洗净后切块；香菜洗净后切段；葱、姜洗净，拍碎备用。将鲤鱼、葱、姜、荜茇、辣椒放入锅内,加水后用武火烧沸,再改文火烧约 40 分钟,再加香菜、料酒、鸡精、醋调味即成。

功效:益气健脾,止咳定喘。适宜心因性哮喘患者食用。

◈ 鲫鱼川贝汤

用料:鲫鱼 200 克,川贝母 9 克,陈皮 5 克,胡椒、姜、盐、鸡精、料酒各适量。

制法:鲫鱼去鳞及内脏,洗净。鱼腹内放入川贝母、胡椒、陈皮、生姜、料酒后封口。鱼放入锅内,加水用中火煮熟,加盐、鸡精调味即成。

功效:温肺理气,化痰镇咳。适宜脾虚胃弱者及中老年哮喘患者食用。

◈ 腐竹鳖肉煲

用料:活甲鱼 1 只,腐竹 50 克,川贝母 15 克,地骨皮 20 克,葱、姜、花椒、盐各适量。

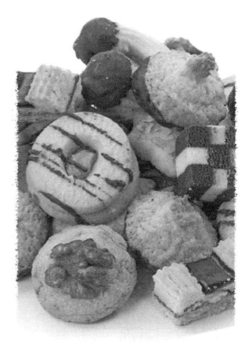

制法:腐竹加水浸软;生姜、地骨皮、川贝母、花椒洗净;甲鱼去杂,洗净备用。把全部用料一齐放入锅内,加水用文火炖 2 小时,至鳖鱼的甲上硬皮脱薄,加葱、盐调味即成。

功效:滋阴补肾,清热止咳。脾虚胃弱者忌食。

哮喘病的治疗与调养

◈ **玉露糕**

用料：绿豆面 500 克，天花粉 10 克，葛根（干）10 克，桔梗 10 克。

制法：天花粉、葛根、桔梗洗净烘干后碾成末，加绿豆面、白糖和匀，用清水调湿后抖散，放入容器中，上笼以武火蒸约30 分钟，熟后切块即成。

功效：消热生津，补肺敛气。适宜久咳不喘的哮喘患者食用。

◈ **百合川贝银杏羹**

用料：银杏（干）10 克，牛肉 300 克，百合（干）50 克，川贝 10 克，姜、盐、鸡精、白胡椒粉各适量。

制法：牛肉略焯后切片；川贝、百合洗净；银杏去壳；姜切片备用。将川贝、百合、银杏一起放入锅内，加水后以中火煮 15 分钟左右，再放入牛肉片和姜片，武火煮 5 分钟左右，加盐、鸡精、白胡椒粉调味即成。

功效：养阴润肺，止咳平喘。风寒及脾虚便溏患者忌食。

◈ **天冬萝卜汤**

用料：白萝卜 300 克，火腿 150 克，天冬 15 克，葱、盐、鸡精、胡椒粉、高汤各适量。

制法：火腿切成长条形薄片；萝卜切丝；葱洗净，切葱花；天冬洗净，切片，加水用中火煎至一杯量时，用布过滤，留汁备用。锅内放高汤 500 克，入火腿肉煮沸，加入萝卜丝、天冬药汁，盖锅煮沸后，加盐、葱花、胡椒粉、鸡精调味，略煮片刻即成。

功效：清热滋肾，润肺定喘。适宜阴虚发热、咽喉肿痛的哮喘患者食用。

◈ **枸杞山药蛋煲**

用料：猪瘦肉 300 克，山药 100 克，枸杞子 10 克，姜适量。

制法：瘦肉洗净，切成大块，沸水略氽；山药去皮，切块；枸杞子洗净；姜洗净，切片备用。锅内加水，放入瘦肉、山药、枸杞子，文火煲约 3 小时即成。

功效：清热解毒，止咳润肺。便秘患者不宜食用。

◈ **黄芪山药羹**

用料：山药 150 克，黄芪 30 克，白糖适量。

制法：黄芪洗净；山药切成薄片备用。黄芪放入锅中，加水煎煮半小时，滤去药渣，放入山药片，再煎煮半小时，加糖溶化即成。

功效：补中益气，化痰定喘。便秘患者不宜食用。

治疗哮喘可参考选用的各种方剂

◈ **加味紫金丹**

配方：信砒石 1.5 克，淡豆豉 60 克，麻黄 20 克，麝香 1.2 克，绿豆粉 100 克。

制法：信砒石研末；豆豉晒干后研末；麻黄去节；以上三味材料与麝香同研成末，以绿豆粉 100 克混匀，做成小丸。开水送服，每服 10 丸，每日 2 次。

适应证：各种类型哮喘。

◈ **稀涎千缗汤**

配方：半夏 100 克，炙皂角 20 克，甘草 3 克，白矾 6 克，姜汁适量。

制法：半夏、炙皂角、甘草、白矾共研成细末，准备温水 50 毫升，加入姜汁，调入药末 3 克后服用。

适应证：风痰不下、中湿肿满类型哮喘。

◈ **哮吼方**

配方：核桃肉 30 克，细茶末 15 克，蜂蜜 60 毫升。

制法：核桃肉、细茶末和匀，加入蜂蜜，制成丸。嚼化服用。

适应证：哮吼。

◈ **芦吸散**

配方：款冬花9克，川贝母9克，肉桂9克，炙甘草9克，煅鹅管石15克。

制法：款冬花、川贝母、肉桂、炙甘草、煅鹅管石共研成细末，以芦根吸少许，嚼化。

适应证：冷喘寒嗽，喘促痰清。

◈ **虚哮方**

配方：麦冬9克，桔梗9克，甘草6克。

制法：麦冬、桔梗、甘草3味药材一同用水煎服。

适应证：各种类型哮喘。

◈ **实哮方**

配方：百部6克，桔梗9克，炙甘草6克，半夏3克，陈皮3克，茯苓4.5克。

制法：上述各味一同用水煎服。

适应证：各种类型哮喘。

◈ **痰哮方**

配方：川楝子30克，江枳实15克，香附30克，生牡蛎21克，葶苈子30克，青盐9克。

制法：上述各味共研成末，加水糊为丸。每日早晨服用，每次 9～12 克,用开水送下。

适应证:痰火类哮喘。

◈ **哮病方**

配方:蕲艾 30 克,神曲 9 克。

制法:上述药材用酒、水各一半兑成液,煎服。

适应证:各种类型哮喘。

◈ **绿茶石苇方**

配方:绿茶 2 克,石苇 10 克,冰糖 25 克。

制法:石苇煮沸,冲泡成绿茶,加冰糖,合盖焖 3 分钟。
每日 3 次。傍晚不宜服用。

适应证:各种类型哮喘。

◈ **荞面鸡子清方**

配方:荞面 250 克,鸡蛋清适量。

制法:将荞面与鸡蛋清和成团,擦胸口。

适应证:哮喘痰稠,属实热者。

◈ **治寒哮方**

配方:白果 15 克,麻黄 15 克。

制法:将白果与麻黄捣碎后塞鼻。

适应证:寒性哮喘。

◈ **皂角白芥方**

配方:皂角 15 克,白芥子 30 克。

制法：用皂角煎水，白芥子放入其中浸泡 12 小时，再烘干，研成细末，用温水送服。每次 1～1.5 克，每日 3 次。

适应证：哮喘痰稠。

◈ **玉涎丹**

配方：蜒蚰 20 条，川贝母 10 克。

制法：蜒蚰、川贝母同捣成细末，制成丸。口服，每次 1.5 克，每日 2 次。

适应证：热性哮喘。

◈ **葶苈散**

配方：葶苈子 30 克，桑白皮 15 克，旋覆花 10 克。

制法：将三味药材研成细末，用温沸水冲服。每次 10 克，哮喘发作时服用。

适应证：各种类型哮喘。

◈ **蝙蝠油方**

配方：蝙蝠 1 只，香油 250 克。

制法：将蝙蝠在油内炸焦，去渣后调入香油服用。油分 3 日喝完。

适应证：各种类型哮喘。

◈ **木虾公方**

配方：木虾公 60 克，鸡 1 只或猪瘦肉 500 克。

制法：将木虾公洗净，打扁切碎，加水 900 毫升，煮 1 小时，加入鸡或猪瘦肉再煮 1 小时。取药液口服，也可吃肉。每日 1 次或 2 次, 连吃 3~4 日。

适应证: 各种类型哮喘。

◈ 参芪内金方

配方: 黄芪 10 克, 党参 10 克, 桑螵蛸 10 克, 鸡内金 10 克。

制法: 黄芪、党参、桑螵蛸、鸡内金同入锅内, 加水煎服。

适应证: 各种类型哮喘。

◈ 蜜炙紫菀方

配方: 紫菀 8 克, 炼蜜 2 克。

制法: 紫菀片和炼蜜用开水冲泡, 稍焖, 再用文火炒至呈棕褐色, 取出放凉, 煎服即可。

适应证: 各种类型哮喘。